T0132936

Kohlhammer

Angelika A. Schlarb

Unter Mitarbeit von Melanie Wahl
und Eva Kosmalla

Mini-KiSS
Begleit- und Arbeitsbuch
für Eltern

Das Elterntraining für Kinder bis 4 Jahre
mit Schlafstörungen

Verlag W. Kohlhammer

1. Auflage 2014

Alle Rechte vorbehalten
© 2014 W. Kohlhammer GmbH Stuttgart
Umschlag: Gestaltungskonzept Peter Horlacher
Umschlagabbildung: © Aelxandr Vasilyev
Zeichnungen: Andreas Urra
Gesamtherstellung:
W. Kohlhammer Druckerei GmbH + Co. KG, Stuttgart
Printed in Germany

ISBN 978-3-17-021538-2

Zu diesem Buch

Dieses Buch ist ausschließlich als *Begleitbuch zum Training Mini-KiSS* gedacht. Das Trainingsprogramm Mini-KiSS wurde entwickelt, um Fachkollegen schlaftherapeutisches Behandlungsmaterial zur Verfügung zu stellen und so die Versorgungslage von Schlafstörungen im Kindesalter zu verbessern. Um die Wirksamkeit dieses Behandlungsprogramms zu maximieren, ist die Durchführung des Behandlungsprogramms von einem ausgebildeten und erfahrenen Therapeuten/Trainer notwendig. Dieses Buch stellt kein Selbstlerntraining dar, sondern sollte unter fachkundiger Anleitung umgesetzt werden.

Inhalt

Content**PLUS**

Folgende Materialien erhalten Sie im Shop des Kohlhammer-Verlags unter ContentPLUS. Weitere Informationen hierzu finden Sie auf der vorderen Umschlaginnenseite.

- Die Gruppenregeln
- Gute-Nacht-Geschichten
- Das Schlaf- und Glückstagebuch
- Die Abbildungen aus Mini-KiSS

Sitzung 1: Einführung und Informationen rund um den Schlaf

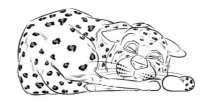

Begrüßung

Wir begrüßen Sie herzlich bei unserem Schlaftraining. Kleine Kinder sehen so friedlich und entspannt aus, wenn sie schlafen und dieser Anblick löst bei vielen Erwachsenen Ruhe und ein zufriedenes Lächeln aus. Allerdings ist der Weg zu diesem unschuldigen friedlichen Schlummern der lieben Kleinen oftmals steiniger als erwartet und geht manchmal auf Kosten Ihres eigenen Schlafes. In den vergangenen Monaten haben Sie Ihren Schlaf vermutlich mehr denn je zu schätzen gelernt. Der höchstwahrscheinlich am eigenen Körper erfahrene Schlafmangel hat Ihnen deutlich vor Augen geführt, wie wichtig gesunder und ausreichend Schlaf ist. Sowohl die Qualität als auch die Dauer des Schlafes sind ein kostbares Gut, das sich auf verschiedene Lebensbereiche auswirkt. Für Ihr Kind ist Schlaf von ebenso großer Bedeutung: Wenn es sich im Tiefschlaf befindet, arbeitet sein Gehirn auf Hochtouren, um die vielen Sinneseindrücke und Informationen der vergangenen Stunden zu verarbeiten und bewerkstelligt in einem großen Kraftakt die weitere körperliche Entwicklung.

Hier noch einmal die wesentlichen Ziele dieses Trainingsprogramms:

Das Programm soll ...

Programmziele

> ... Sie dazu befähigen, Ihr Kind bei der Bewältigung von Schlafschwierigkeiten und von schwierigen Entwicklungsschritten zu unterstützen.
>
> ... Ihnen einen möglichen Weg aufzeigen, wie Sie gesunden Schlaf und positive Schlafgewohnheiten bei Ihrem Kind fördern und pflegen können.

11

... Ihrer Familie helfen, mit Belastungen, die aus den Schlafproblemen Ihres Kindes resultieren, besser umzugehen.

... Sie als Eltern mit dem nötigen »Erziehungs-Know-how« rund um das Thema »Schlaf« ausstatten. Dazu gehören etwa Ernährungswegweiser und Tipps für schwierige Situationen, wie z. B. das Schreien.

Programmelemente, Kombination VT + Imagination

Mini-KiSS ist ein psychologisches Behandlungsprogramm, das speziell für Sie als Eltern entwickelt wurde, um Sie beim Umgang mit Ihren Kindern, die unter Schlafstörungen (Ein- und Durchschlafstörungen) leiden, zu unterstützen und Ihnen neue Handlungsmöglichkeiten aufzuzeigen. Wir führen das Programm in der Gruppe durch, da Sie so die Möglichkeit haben, sich über mögliche Lösungen auszutauschen, sich gegenseitig zu motivieren und modellhaft von den anderen Teilnehmern zu lernen. Das Programm zielt darauf ab, das Ausmaß der Schlafstörung Ihres Kindes und die dadurch verursachten Belastungen für Sie und Ihr Kind zu mindern. Es werden Verfahren eingesetzt, die auf der Klinischen Psychologie basieren: Verhaltenstherapeutische Techniken werden mit Imaginationstechniken (auch häufig moderne Hypnotherapie genannt) verbunden. Die Vorteile beider Verfahren können zu einer entscheidenden Verbesserung beitragen.

Verhaltenstherapie

Die *Verhaltenstherapie* zeichnet sich durch ein strukturiertes Vorgehen aus, das sich vor allem auf die Schlafumgebung, die Schlafgewohnheiten und das schlafbezogene Erziehungsverhalten bezieht. Hier im Mini-KiSS werden vor allem Sie als Eltern gefordert sein. Ihnen werden verschiedene verhaltenstherapeutische Erziehungsstrategien an die Hand gegeben, die den Umgang mit der Schlafproblematik erleichtern und bei konsequentem Einhalten in der Regel zu einer deutlichen Verbesserung führen.

Imaginatives Arbeiten

Bei der Arbeit mit *Imaginationsbildern* oder auch der *modernen Hypnotherapie* wird das ursprüngliche Vermögen des Menschen genutzt, sich ganz auf eine Sache zu konzentrieren. Es handelt sich dabei um eine besondere Art des Konzentrationszustands, der Ihnen Zugang zu Ihren Ressourcen öffnen kann und Sie somit im Umgang mit Ihrem Kind unterstützt.

Wie Sie bereits wissen, sind insgesamt sechs Sitzungen für Sie als Eltern geplant. Damit Sie möglichst viel von unserem Programm profitieren können, bitten wir Sie folgende Punkte zu beachten:

Manual mitbringen

In diesem Begleitheft haben wir für Sie, die Eltern, wichtige Materialien zusammengestellt. Sie finden darin die Inhalte und Themen jeder Sitzung, so dass Sie immer darüber informiert sind, was in der Sitzung bearbeitet wird.

Wir können in sechs Elternsitzungen nicht alle Punkte ganz ausführlich besprechen und wollen den Fokus stärker auf die Besprechung der Übungen legen. Hier im Heft finden Sie daher jeweils auch viele ergänzende Informationen, auf die wir nur hinweisen, die aber ebenfalls von Bedeutung sind und von Ihnen zuhause bearbeitet werden sollten.

12

Besonders wichtig sind die am Ende jeder Sitzung aufgeführten Übungen für zuhause. Hier finden Sie, was Sie selbst in der jeweils folgenden Woche bearbeiten sollten. Wir bitten Sie um aktive Mitarbeit – sie ist für den Erfolg des Programms unerlässlich. Genaueres zu den Hausaufgaben finden Sie auf den Seiten der ersten Sitzung. Die Sitzungen sind von 1–6 nummeriert. Um Ihnen die Arbeit mit dem Begleitheft zu erleichtern, finden Sie am Rand verschiedene Symbole:

Übungen und Mitarbeit

 Übung in der Sitzung

 Übung für zuhause

 Imaginationsübung

 Inhalte, die zuhause erarbeitet werden sollen

Sitzung 1

Literaturempfehlungen

Falls Sie sich ergänzend zu unserem Programm noch weiter informieren wollen, finden Sie hier einige Ratgeber, die wir Ihnen empfehlen können.

Hogg, T. & Blau, M. (2006). Babyflüsterer. Lernen Sie die Sprache Ihres Kindes verstehen. München: Goldmann.
Holland, K. (2004). So schläft Ihr Baby gut. Starnberg: Dorling Kindersley.
Largo, R. H. (2000) Kinderjahre. Die Individualität des Kindes als erzieherische Herausforderung. München: Piper.
Largo, R. H. (2001). Babyjahre. Die frühkindliche Entwicklung aus biologischer Sicht. München: Piper.
Rabenschlag, U. (2001). So finden Kinder ihren Schlaf. Informationen und Hilfen für Eltern. Freiburg: Herder.

Literatur

Gruppenregeln

Gruppenregeln   Schweigepflicht

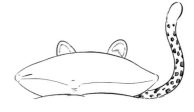

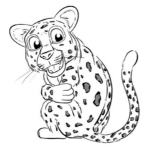

Pünktlichkeit

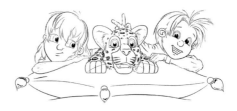

Sich gegenseitig zuhören

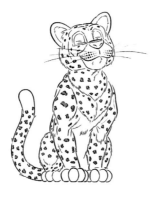

Recht auf eigene Meinung

Fragen haben Vorrang

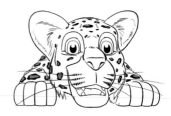

14

Sitzung 1 – Inhaltlicher Einstieg

Um zu wissen, auf welches Ziel in diesem Training hingearbeitet wird, bekommen Sie zuerst ausführliche Informationen darüber, wie ein gesunder Kinderschlaf aussehen kann. Beachten Sie bitte dabei: Alle Kinder sind einzigartig und unterschiedlich, daher ist auch der gesunde Schlaf der Kinder sehr unterschiedlich. Dieses Training wurde für Eltern von Kindern zwischen 6 Monaten und 4 Jahren konzipiert. Da sich Kinder in diesem Zeitraum stark entwickeln und verändern, werden die folgenden Informationen manchmal mehr, manchmal weniger auf Ihre Situation passen.

Individuelle Unterschiede im Schlafverhalten

Sitzung 1

1.1 Informationen rund um den Schlaf

1.1.1 Der kindliche Schlaf

Was Eltern unter anderem als Erstes nach der Geburt ihres Babys lernen, ist zum einen, dass die Fähigkeit des Durchschlafens in der Nacht nicht angeboren ist, und zum anderen, dass Säuglinge bereits mit der Fähigkeit auf die Welt kommen, verschiedene Schlafphasen zu durchlaufen. Für das Durchschlafen müssen erst noch zwei Voraussetzungen geschaffen werden: Bestimmte Gehirnstrukturen, die den reibungslosen Ablauf einer Tag-Nacht-Rhythmik gewährleisten, müssen erst noch ausgebildet werden und das Kind muss erst durch die erzieherische Unterstützung der Eltern lernen, nachts alleine durchzuschlafen.

Durchschlafen ist nicht angeboren

Entwicklung des Tag-Nacht-Rhythmus

Bereits im Mutterleib wird der kindliche Tagesablauf in Schlaf- und Wachphasen unterteilt. Ihr Baby kennt allerdings kurz nach der Geburt den Unterschied zwischen Tag und Nacht noch nicht, insbesondere in den ersten 3 Monaten. Die Umstellung vom stets abgedunkelten und ruhigen Leben im Mutterleib zur lauten, sich ständig ändernden Welt der Erwachsenen, muss erst bewältigt werden. In der ersten Zeit schlafen Neugeborene durchschnittlich ca. 16–18 Stunden pro Tag, üblicherweise jeweils 2 bis 4 Stunden am Stück. Dazwischen will der Hunger des Kleinen gestillt werden. Ihr Schlafen und Wachen ist mehr oder weniger gleich über die 24 Stunden verteilt; dieser wiederkehrende Kreislauf wird ultradianer Rhythmus genannt. Das häufige Aufwachen erfüllt in der ersten Lebenszeit einen überlebenswichtigen Zweck: Säuglinge müssen häufig und viel Nahrung aufnehmen, um zu wachsen, da sich ihr Gewicht in den ersten 3–6 Lebensmonaten verdoppeln sollte. Da das Trin-

Tag-Nacht-Rhythmus

Ultradianer Rhythmus

ken für das Baby anstrengend ist und die Milch zudem noch eine schlaffördernde Wirkung hat, sinkt das Kleine nach der sättigenden Mahlzeit wieder in den Schlaf. Oft entschlummern Neugeborene bereits während des Stillens an die Brust der Mutter gekuschelt. Essens- und Schlafenszeiten sind in diesem Alter so eng miteinander verzahnt, dass ein nächtliches Aufstehen, um den Hunger Ihres Kindes zu stillen, unerlässlich ist. Das Einschlafen an der Brust ist in den ersten drei Lebensmonaten normal, später sollte diese Art des Einschlafens verändert werden.

Zirkadianer Rhythmus Durch die zunehmende Gehirnreifung und die Wahrnehmung der Unterschiedlichkeit von Licht und Dunkelheit beginnt der Schlaf-Wach-Rhythmus des Neugeborenen sich zu verändern, die Nachtschlafdauer wird langsam die Tagschlafdauer übersteigen, ein dem Erwachsenen ähnlicher Tag-Nacht Rhythmus entwickelt sich, der sogenannte zirkadiane Rhythmus. Sowohl der Übergang als auch die Stabilisierung dieses Rhythmus kann durch Regelmäßigkeiten der Aktivitäten des Familienalltags, wie feste Essenszeiten, mehr Aktivität am Tag und nächtliche Ruhe, positiv beeinflusst werden. Ziel soll es sein, dass Sie Ihr Kind dabei unterstützen, langsam den Unterschied zwischen Tag und Nacht zu entdecken. Versuchen Sie daher, Ihr Baby jeden Tag ungefähr zur gleichen Zeit und auf dieselbe Art und Weise für seine Nickerchen und den Nachtschlaf hinzulegen. Wenn Sie Ihr Kleines am Tag stillen, sprechen Sie mehr mit ihm. Beim nächtlichen Stillen sollte die Interaktion mit Ihrem Kind gedämpfter, leiser und weniger ausgeprägt sein.

Grafik Schlaf-Wach-Rhythmus In ▶ **Abbildung 1** ist die Veränderung vom sogenannten ultradianen zum zirkadianen Schlaf-Wach-Rhythmus dargestellt. Der häufige Wechsel von Schlaf- zu Wachphasen nimmt bereits ab dem 3. bis 4. Monat deutlich ab, mit dem 6. Lebensmonat sind stabile Schlafzyklen vorhanden und die biologische Reifung ist weitgehend abgeschlossen. Der Baby-Schlaf ist dem Erwachsenen-Schlaf bereits sehr ähnlich. Ab diesem Alter sind viele Babys in der Lage durchzuschlafen. Dies hängt unter anderem auch damit zusammen, dass keine nächtliche Mahlzeit mehr benötigt wird, um angemessen zu wachsen. In der Regel haben sich mit

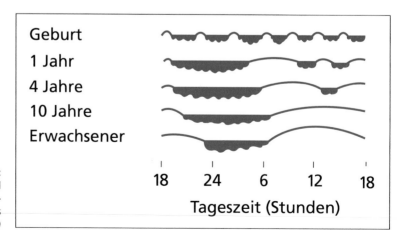

Abb. 1: Ultradianer und zirkadianer Schlaf-Wach-Rhythmus (nach Borbély 1998)

10 Monaten gleichmäßige Schlafenszeiten ausgebildet, d. h., das Baby sollte jeden Tag zur selben Zeit aufwachen und einschlafen.

Schlafzyklen

Der Schlaf läuft bei Kindern und Erwachsenen in Zyklen ab, die sich wiederholen. In jedem Zyklus werden verschiedene Schlafstadien durchschritten, die sich hinsichtlich ihrer Funktion und hinsichtlich der Schlaftiefe unterscheiden. ▸ **Abbildung 2** zeigt den schematischen Verlauf eines Schlafzyklus. Dem Wachzustand folgen drei Stadien (I-III) mit zunehmender Schlaftiefe: Schläfrigkeit, leichter Schlaf und Tiefschlaf. Ein Schlafzyklus schließt mit dem Traumschlaf ab, dem sogenannten REM-Schlaf. Dieser Ausdruck kommt aus dem Englischen von *rapid eye movements*, den raschen Augenbewegungen, die hier zu beobachten sind. Das Gehirn zeigt hierbei eine hohe Aktivität, fast wie im Wachzustand. Die Stadien I–III sind durch einen ruhigen Schlaf gekennzeichnet, bei dem sich das Gehirn ausruht. Dieser wird auch Non-REM-Schlaf genannt, da er im Gegensatz zum REM-Schlaf keine schnellen Augenbewegungen und erhöhte Aktivität beinhaltet (trotzdem träumen wir auch in diesen Phasen).

Non-REM-Schlaf und REM-Schlaf

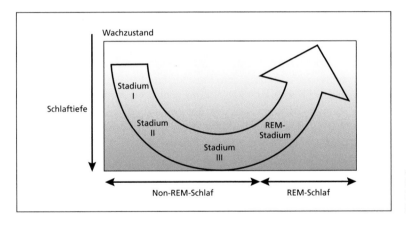

Abb. 2: Schematische Darstellung eines Schlafzyklus

Im Gegensatz zu den Erwachsenen, bei denen der Anteil des REM-Schlafes bei 20 % liegt, verbringen Neugeborene bis zu 50 % in dieser aktiven Schlafphase. Eine weitere Besonderheit des Baby-Schlafes liegt darin, dass Säuglinge bis zu einem Alter von 3 Monaten beim Einschlafen sofort in den REM-Schlaf fallen. Die spezifische Funktion des REM-Schlafes ist noch nicht vollständig aufgeklärt, es wird ihm aber eine wichtige Rolle bei der Entwicklung und Aufrechterhaltung der Gehirnfunktion, vor allem des Lern- und Gedächtnisvermögens, zugesprochen. Die Länge eines Schlafzyklus beträgt beim Neugeborenen circa 45 Minuten und verlängert sich stetig. In der Kindheit und bei Erwachsenen dauert ein Schlafzyklus dann 90–110 Minuten und wird ca. vier bis sechsmal pro Nacht durchlaufen.

17

Schlafmuster

Wie das Schlafmuster eines Kindes ab dem 6. Monat über eine Nacht verteilt aussieht, können Sie in ▸ **Abbildung 3** sehen. Zu sehen ist, dass es immer wieder zu einem Erwachen kommt.

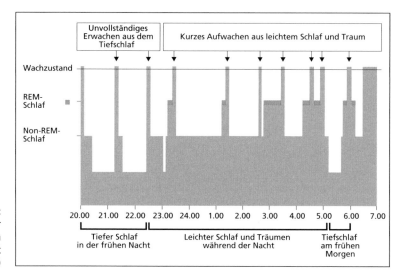

Abb. 3:
Das Schlafmuster eines Kindes ab dem 6. Lebensmonat (nach Ferber)

Erwachen zwischen den Zyklen

Die ersten drei Stunden nach dem Einschlafen überwiegt der Non-REM-Schlaf mit anschließendem unvollständigem Erwachen. Ab 23 Uhr werden vollständige Schlafzyklen durchlaufen, die jeweils mit dem REM-Schlaf enden. Nach jedem REM-Schlaf geraten sowohl Sie als auch Ihr Kind in einen unbewussten halbwachen Zustand: Wir wachen entweder auf oder gleiten wieder in den Schlaf ab, je nachdem ob wir uns in unserer Umgebung sicher fühlen oder ob uns ein Störfaktor am Weiterschlafen hindert. Die Anzahl der Schlafzyklen ist von Kind zu Kind unterschiedlich. Der Schlaf ist somit kein einheitlicher Zustand und es ist völlig normal, dass Ihr Kind mehrmals pro Nacht wach wird. Kinder, die scheinbar problemlos durchschlafen, wachen genauso häufig auf. Der Unterschied besteht in der Fähigkeit der Kinder, sich selbst ohne die Hilfe der Eltern beruhigen zu können, d. h. von alleine wieder einzuschlafen. Ziel ist es, Sie darin zu unterstützen, diese Fähigkeit gemeinsam mit Ihrem Kind zu entwickeln und zu pflegen.

Gesamtschlafdauer

Auch die Gesamtschlafdauer von Kindern und Erwachsenen ist unterschiedlich. Diese verringert sich im ersten Lebensjahr um zwei bis drei Stunden und die Anzahl der Schlafzyklen halbiert sich. ▸ **Abbildung 4** zeigt die durchschnittliche Gesamtschlafdauer (schwarze Linie) vom

18

Neugeborenen bis zum Jugendalter. Deutlich wird anhand der grauen Linien, wie stark die benötigte Gesamtschlafdauer in den ersten Lebensjahren zwischen den Kindern variiert.

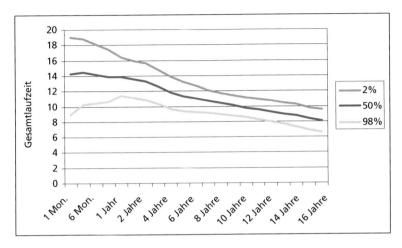

Abb. 4:
Entwicklung der Gesamtschlafzeit von 1 Monat bis zum Alter von 16 Jahren (in Anlehnung an Iglowstein et al. 2003)

Während Säuglinge noch ungefähr gleich viel Zeit im Nacht- und Tagesschlaf verbringen, reduziert sich der Tagesschlaf in den ersten Lebensjahren stark (► **Abbildung 5**). Manche Kinder benötigen mit 4 Jahren keinen Tagesschlaf mehr, andere hingegen schlafen tagsüber ca. 1,5 Stunden. Auch die benötigte Tagesschlafdauer variiert stark im ersten Lebensjahr.

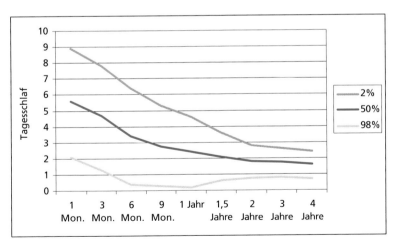

Abb. 5:
Veränderung des Tagesschlafes über die ersten vier Jahre (in Anlehnung an Iglowstein et al. 2003)

So individuell die benötigte Schlafdauer bei Erwachsenen ist, ist sie ebenfalls bei Kindern. Die folgende Übersicht sollte Ihnen nur als zeitlicher Wegweiser dienen, denn ein Kind entspricht selten dem Durch-

Individuelle Unterschiede

Sitzung 1

19

schnitt. Zudem macht gesunden Schlaf nicht nur die Schlafdauer, sondern auch die Qualität aus.

Übersicht altersabhängige Schlafmenge

- 0 bis 2 Monate
  - Noch kein regelmäßiger (zirkadianer) Tag-Nacht-Rhythmus. Schlafen und Nahrungsaufnahme sind sehr eng aneinander gekoppelt, Wachen und Schlafen sind in einem ultradianen Rhythmus auf 24 Stunden etwa gleich verteilt. Die tägliche Schlafdauer variiert zwischen 10,5 und 20 Stunden über Tag und Nacht verteilt.
- 2 bis 3 Monate
  - Die Nachtschlafphasen belaufen sich auf durchschnittlich 9 Stunden und die Tagesschlafphasen auf etwa insgesamt 5 Stunden.
- 6 Monate
  - Die typische Schlafdauer nachts bewegt sich zwischen 10 bis 11 Stunden. Der benötigte Tagesschlaf liegt bei ungefähr 2 bis 4 Stunden.
- 12 Monate
  - Die nächtliche Schlafphase dauert etwa 11,5 Stunden, zusätzlich schläft das Kind circa 2,5 Stunden am Tag.
- Kleinkinder
  - Im Alter von etwa 3 Jahren benötigen viele Kinder keinen zusätzlichen Tagesschlaf mehr, allerdings machen ungefähr 25 % bis zum 5. Lebensjahr noch einen regelmäßigen Mittagsschlaf. Allgemein liegt die Schlafdauer nachts nun bei ca. 11,5 Stunden. Die Länge des Mittagsschlafes nimmt von ungefähr 2,5 Stunden im Alter von einem Jahr, auf etwa 1,5 Stunden bei 3-Jährigen ab.

1.1.2 Funktionen des Schlafs

Jeder Mensch muss schlafen. Man geht davon aus, dass noch längst nicht alle Funktionen des Schlafs bekannt sind. Die wichtigsten, die man kennt, sind (modifiziert nach Rabenschlag 2001):

Schutzfunktion

Durch den zyklischen Verlauf verändert sich die Schlaftiefe immer wieder. Dadurch gelangen wir auch in einen leichten Schlaf, aus dem wir regelmäßig leicht aufwachen, um uns und unsere Kinder bei Bedarf schützen zu können.

Entwicklung

Durch die verschiedenen Stadien, die unterschiedliche Schlaftiefe und den Verlauf in Zyklen ist der Schlaf eine umfassende Energiequelle auf allen Ebenen. Des Weiteren werden Wachstumshormone im Schlaf ausgeschüttet. So ermöglicht er besonders Kindern eine gesunde körperliche und seelische Entwicklung.

Erholung und Regeneration

Es gibt Körperfunktionen, die sich nur im Schlafzustand regenerieren können. Das unterscheidet den Schlaf vom bloßen Ausruhen. Schlafen ist eine Kraftquelle für den Körper und das Gehirn. Diese körperliche Erholung findet vor allem in den Stadien I–III statt (Non-REM-Schlaf).

Informationsverarbeitung

Besonders im REM-Schlaf werden Reize und Informationen des Tages geordnet und aussortiert. Diese Schlafphasen sind deshalb für Entwicklungs-, Lern- und Gedächtnisprozesse von großer Bedeutung. Ohne Schlaf würden dem Gehirn alternative Möglichkeiten fehlen, die am Tag gesammelten Informationen sinnvoll zu verarbeiten und zu speichern, da im Wachzustand hierzu oft die Zeit fehlt. Die Informationsverarbeitung und -aufbereitung für das Gedächtnis sind für Ihr Kind also mindestens genauso wichtige Vorgänge wie das eigentliche Lernen.

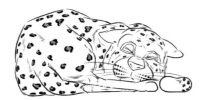

1.2 Schlafstörungen und Einflussfaktoren auf den Schlaf

1.2.1 Häufigkeit von Schlafstörungen

Sie und Ihr Kind sind mit Ihren Problemen weniger alleine, als Sie vielleicht denken: Kindliche Schlafstörungen kommen häufiger vor, als allgemein angenommen wird.

Häufigkeit von Schlafstörungen

Durchschlafprobleme finden sich bei ca. 20–25 % der Kinder in den ersten zwei Lebensjahren und bei etwa 7–13 % im Kindergartenalter. Widerstände beim Zubettgehen sind mit circa 15–50 % am häufigsten im Kindergartenalter, wobei diese Probleme am Anfang der Nachtruhe im Schulalter weniger werden.

Von Einschlafproblemen sind 9–12 % der Kinder betroffen. Auch deren Häufigkeit verringert sich bis zum Schulalter deutlich. Ein erneuter Anstieg ist dann im Jugendalter zu verzeichnen.

1.2.2 Einteilung

Ein- und Durch-
schlafstörung

Kleinkinder leiden vor allem an Ein- und Durchschlafproblemen. Diese Formen von Schlafstörungen betreffen die Dauer, Qualität oder zeitliche Organisation des Schlafes und sind nicht Folge einer anderen Erkrankung. Genau genommen sind die Schlafprobleme zumeist nicht in erster Linie ein Hindernis für die Kinder selbst, sondern stellen Sie als Eltern vor Schwierigkeiten und große Belastungen. Wie bereits oben erläutert wurde, wachen alle Kinder mehrmals pro Nacht auf. Dieser natürliche und sinnvolle Umstand wird erst dann zum Problem, wenn sich das Kind nicht selbst beruhigen kann und nicht wieder alleine in den Schlaf zurückfindet. Diese Situation kennen Sie wahrscheinlich alle zur Genüge: Ihr Liebling schläft eben nicht engelsgleich, sondern macht beispielsweise durch lautes Schreien deutlich, dass es Ihre Hilfe zum Weiterschlafen benötigt.

Durchschlafprobleme

Man spricht von Durchschlafproblemen, wenn das Kind älter als 6 Monate ist und an fünf Nächten pro Woche mindestens ein Mal pro Nacht (das heißt zwischen 0 und 5 Uhr) aufwacht. Schwere Durchschlafprobleme sind durch mehrmaliges nächtliches Erwachen gekennzeichnet.

Einschlafprobleme

Einschlafprobleme lassen sich in zwei unterschiedliche Verhaltensweisen unterteilen:

1. *Widerstände beim Zubettgehen:*
   Hierbei braucht das Kind länger als eine Stunde von dem Zeitpunkt der Zubettgehaufforderung, bis es tatsächlich ins Bett geht.
2. *Schlafeinleitungsprobleme:*
   Das Kind liegt länger als 20 Minuten oder eine halbe Stunde im Bett, bevor es in den Schlaf findet oder es kann nur in Gegenwart der Eltern oder eines Elternteils einschlafen.

Weitere Schlafprobleme zeigen sich in Schlafbesonderheiten wie z. B. Schlafwandeln, Alpträume oder dem Nachtschreck, dem sogenannten Pavor Nocturnus.

In den ersten beiden Lebensjahren ist das nächtliche Aufwachen das am häufigsten geschilderte Problem, später stehen Einschlafstörungen, Bettnässen, Schlafwandeln und Alpträume im Vordergrund. Bei den meisten Kindern mit Schlafproblemen geht die Schlafproblematik in den folgenden Jahren deutlich zurück und sie lernen durchzuschlafen.

Dies ist jedoch nicht bei allen Kindern der Fall. Ein regelmäßiges nächtliches Aufwachen von Kindern mit zwei Jahren geht doppelt so häufig Schlafproblemen im Kindergartenalter voraus.

1.2.3 Beeinflussende Faktoren

Es gibt bisher nur wenige wissenschaftliche Untersuchungen darüber, was die Ursachen für kindliche Schlafstörungen sind und wie sie zusammenhängen. Es folgt eine Auswahl an Faktoren, deren Einfluss nach bisherigen Erkenntnissen als gesichert gilt.

Faktoren, die das Risiko für eine Schlafstörung erhöhen	Faktoren, die das Risiko für eine Schlafstörung mindern
• Fernsehen, konzentriertes Spielen und aufregende Hörbücher vor dem Zubettgehen • Licht- und Lärmbelästigung • Infektanfälligkeit • Allergien • Familiärer Stress	• Konstante Zubettgeh- und Aufwachzeit (allg. geregelter Tagesablauf) • Konsequentes Erziehungsverhalten der Eltern • Kreatives, bewegungsreiches Spielen am Tag

(Nach Kraenz et al. 2003)

Natürlich gibt es eine Vielzahl weiterer Faktoren, die sich auf den kindlichen Schlaf auswirken und sich gegenseitig beeinflussen. Wir haben versucht, mögliche Einflussfaktoren in verschiedene Bereiche einzuteilen, was das folgende Schaubild in ▶ **Abbildung 6** schematisch verdeutlichen soll. Im Laufe des Trainings werden Sie immer mehr Informationen zu diesen Einflussfaktoren bekommen, welche durch Übungen in der Gruppe oder zuhause weiter vertieft werden.

Übung

Nehmen Sie sich etwas Zeit, um zu überprüfen, welche Faktoren bei Ihnen und Ihrem Kind eine Rolle spielen könnten. Kreuzen Sie an, was Ihrer Meinung nach zutrifft und ergänzen Sie fehlende Punkte, die Ihnen bedeutsam erscheinen. Machen Sie die Übung am besten mit Ihrem Partner und tauschen Sie sich aus.

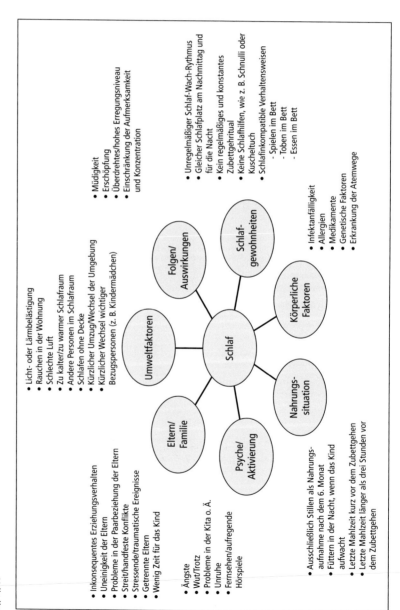

Abb. 6:
Einflussfaktoren auf den kindlichen Schlaf

1.3 Rituale

Regeln, Grenzen und strukturierte Abläufe machen einen wichtigen Faktor in der Entwicklung Ihres Kindes aus. Bedenken Sie, dass Ihr Kind in den ersten Lebensjahren sehr viele Aufgaben und Lernziele zu bewältigen hat. Hierbei sollten Sie Ihr Kind aktiv unterstützen. Wir wollen Ihnen Mut machen, dies durch klare Regeln, gewisse Grenzen und Konstanz zu erreichen. Für die Umsetzung dieses Zieles eignen sich besondere Rituale.

Regeln und Grenzen in Form von Ritualen

1.3.1 Was zeichnet Rituale aus?

Rituale existieren in allen Kulturen und sind ein täglicher Begleiter von der Morgentoilette bis zur Gute-Nacht-Geschichte. Das Einhalten bestimmter immer gleich bleibender Abläufe in bestimmten Situationen, wie z. B. in der Zubettgehsituation, gibt Ihrem Kind Struktur und ein Gefühl von Verlässlichkeit. Rituale können eine große Hilfe bei der Einführung von Familienregeln, beim Setzen von Grenzen oder bei der Begleitung durch schwierige Zeiten der Veränderung und Umstellung sein. Die gemeinschaftliche Durchführung fördert das Gefühl von Zusammengehörigkeit. Ihrem Kind vermitteln Rituale Sicherheit und Orientierung, schenken Geborgenheit, geben Halt und Vertrauen. Sie können somit Ihr Kind unterstützen, Ängste zu vermindern, Selbstständigkeit sanft zu erlernen und sogar die Entwicklung der Identität zu stärken. Rituale dienen in diesem Zusammenhang auch der Rhythmisierung von verschiedenen Abläufen. Am besten verbinden Sie das allabendliche Zubettgehen mit einem regelmäßigen Ritual. Somit verwandeln Sie die unangenehme Vorstellung Ihres Kindes, sich nun von den Spielsachen und den Eltern und Geschwistern trennen zu müssen in einen freudig erwarteten, selbstverständlichen und schön gestalteten gemeinsamen Tagesabschluss. Kinder sind für diese Art von Regeln sehr empfänglich. Da komplexe Regeln bzw. die Einsicht in deren Zusammenhänge von Kindern oft noch nicht vollzogen werden kann, hilft ihnen die starke Symbolkraft von Ritualen. Bestimmt haben auch Sie schon einmal Kinder beim Spielen beobachtet, wobei ein Regelverstoß, wie beispielsweise Schummeln eines Kindes, bei den anderen Kindern auf großen Protest gestoßen ist. Sind Regeln für Kinder klar und eingängig, sind sie auch bereit, diese einzuhalten.

Wichtigkeit und Nutzen von Ritualen

1.3.2 Etablieren Sie ein regelmäßiges Zubettgehritual

Wenn Ihr Kind alt genug ist, sprechen Sie mit ihm darüber, wie es jeden Abend gerne zu Bett gebracht werden und die letzten 30 Minuten verbringen möchte. Stellen Sie sich zuerst die Frage, was Sie mit dem

Zubettgehritual: Mitbestimmung, positiver Tagesabschluss

Ritual erreichen wollen. Begründen und erklären Sie Ihrem Kind, wozu gewisse Regeln dienen sollen, heben Sie dabei in erster Linie die Vorteile und die Notwendigkeit dieser hervor. Sofern Ihr Kind alt genug ist, können Sie Reihenfolge, Dauer und Anzahl der Bestandteile des Rituals mit Ihrem Kind besprechen und gemeinsam festlegen. Vermutlich wird sich Ihr Kind strikt an den Ablauf halten und auch Ihnen nichts durchgehen lassen, was von dem vereinbarten Ritual abweicht. Ihr Kind fühlt sich ernst genommen und wichtig, es bekommt das Gefühl, mitbestimmen zu dürfen. Loben und motivieren Sie Ihr Kind für schöne Tagesabschlüsse, aber sprechen Sie mit ihm ebenfalls über die Konsequenzen des Nichteinhaltens der Regeln. Bedenken Sie dabei, dass sich ein Ritual immer am Positiven orientieren sollte, es darf nie Strafe sein! Keine Regel ohne Ausnahme, machen Sie sich frühzeitig Gedanken, wie solche Ausnahmen aussehen und wann sie vonnöten sein könnten. Betonen Sie dann den Status der Besonderheit und kennzeichnen Sie die jeweilige Situation sorgfältig als Ausnahme, damit es für Ihr Kind verständlich ist!

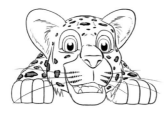

Eltern

Vorteile von Ritualen

Fünf Gründe, warum auch Sie und Ihr Kind von einem regelmäßigen Zubettgehritual profitieren könnten:

1. Es fördert die Entwicklung gesunder Schlafgewohnheiten, von denen Ihr Kind auch im Erwachsenenalter noch profitiert.
2. Es schenkt Ihrem Kind jeden Abend aufs Neue ein Gefühl der Sicherheit, Geborgenheit und Nähe. Bedenken Sie, dass Ihr Kind jeden Tag Unmengen an Informationen und Eindrücken sammelt, die oftmals sehr verwirrend sein mögen. Umso beruhigender sind Tagesablaufelemente, die dem Kind vertraut sind.
3. Es fungiert als Signalzeichen, dass sich der Tag nun zum Ende neigt und es Zeit ist, sich zur Ruhe zu legen.
4. Es hilft und tröstet Ihr Kind über schwierige Situationen oder Umstellungen hinweg. Bei Krankheit, Umzug, einem Wechsel der Bezugspersonen oder einem Aufenthalt außer Haus vermittelt es Ihrem Kind ein beruhigendes Gefühl der Sicherheit.
5. Es kann zu einem schönen Fixpunkt im familiären Tagesgeschehen werden. Zeit zum Austausch, zum Schmusen und zum »Zur-Ruhe-Kommen«.

Tipps zur Gestaltung eines regelmäßigen Zubettgehrituals

Ihrer Kreativität sind keine Grenzen gesetzt. Wichtig ist dabei nur, dass Sie die geregelte Abfolge mit fest vereinbarten Zeiten einhalten. Erst dann entsteht ein Zubettgehritual, das seine schlaffördernde Funktion erfüllen kann. Sie sollten dabei beachten, von den »aktiveren« zu den »ruhigeren« Elementen überzugehen, um das »Zur-Ruhe-Kommen« zu fördern. Stellen Sie sich Ihr Ritual wie die Landung eines Flugzeuges vor: Würde der Pilot sofort die volle Geschwindigkeit wegnehmen, würde dies einen Sturzflug bedeuten und so möchte niemand landen. Ein langsames, schrittweises Wegnehmen der Geschwindigkeit in Richtung Ruhe ist angenehmer und für manche Kinder besonders wichtig beim Zubettgehen. Machen Sie »entschleunigende« Schritte, nehmen Sie die Aktivität Schritt für Schritt heraus, so dass Ihr Kind mit dem Ritual sanft im Schlaf landen kann und nicht von 100 auf 0 gebremst wird. Hilfreich ist es, einen deutlichen Schlusspunkt nach dem Zubettgehritual zu setzten. Das kann beispielsweise das Zuklappen des Buches, das Ins-Bett-Bringen, das Zudecken oder das Licht-Ausmachen sein. Wichtig ist es, nach dem Gute-Nacht-Kuss das Zimmer sofort zu verlassen. Einigen Kindern hilft es, wenn Sie die Türe offen lassen, so fühlen sie sich sicherer.

Nach dem Zähneputzen, Waschen oder Baden und Schlafanzug-Anziehen können beispielsweise folgende Elemente Teile eines regelmäßigen Rituals sein, geordnet nach abnehmender Aktivität:

Gestaltungs-möglichkeiten; Kind soll sanft im Schlaf »landen«

Vor dem Zubettgehen:
- *Ein Bilderbuch ansehen oder eine Gute-Nacht-Geschichte erzählen:* Lesen Sie Ihrem Kind auf dem Sofa (nicht im Bett) vor oder denken Sie sich gemeinsam Geschichten zu den Bildern aus. Wir haben für Sie eine eigene Geschichtensammlung zusammengestellt, die auch Fingerspiele, Reime und Lieder beinhaltet. Der genaue Umgang damit wird Ihnen am Ende dieser Sitzung noch näher erläutert. Unsere Geschichtensammlung soll Ihnen für Ihr Zubettgehritual einen gelungenen Start mit dem Element »Vorlesen« ermöglichen. Vielleicht findet Ihr Kind es besonders toll, selbst die Seiten umblättern zu dürfen oder sich eine Geschichte auszusuchen. Am eindrucksvollsten sind für Kinder frei erzählte Geschichten. Falls Ihnen das nicht liegen sollte, wählen Sie einfach ein schönes Geschichtenbuch aus. Da die Gute-Nacht-Geschichte Ihrem Kind Ruhe vermitteln und es auf die Nacht einstimmen soll, sollte die gewählte Geschichte nicht allzu spannend sein und einen positiven Ausgang haben. Übrigens eignen sich Klassiker wie Märchen bei manchen Kindern nicht gut als Gute-Nacht-Geschichte, da sie in einer starken Bildsprache geschrieben sind und oft dramatische und unheimliche Handlungen haben. Vor allem bei etwas älteren Kindern kann es sehr sinnvoll sein, vorher die maximale Anzahl der Geschichten mit dem Kind zu vereinbaren. So vermeiden Sie stundenlanges Vorlesen.

Tipps und Ideen für Zubettgehrituale

Sitzung 1

27

- *Machen Sie auch das Kinderzimmer »bettfertig«:*
  Die Vorhänge sollten zugezogen und das Licht gedämpft werden. Falls Ihr Kind Angst vor der Dunkelheit hat, kann ein Nachtlicht helfen. Vielleicht müssen ja auch noch diverse Schmusetiere oder Spielzeuge in das Bett gebracht werden.
- *Schlaffördernde Umgebung gestalten:*
  Malen Sie einen lustigen Traumwichtel auf ein kleines weißes Baumwollkissen und füllen Sie das Kissen mit getrocknetem Lavendel: Das beruhigt und entspannt. Und der Wichtel begleitet Ihr Kind ins Land der Träume.
- *Baby- bzw. Kindermassagen oder Fingerspiele:*
  Hierzu finden Sie in Sitzung 5 genauere Informationen, Anleitungen und Anregungen.
- *Gute-Nacht-Lied/-Musik oder eine Spieluhr:*
  Die alten Schlaflieder basieren auf harmonischen Tonfolgen, die sogar schwer zu beruhigenden Kindern Ruhe schenken. Auch hier ist es wichtig, ein verbindliches Zeitfenster mit dem Kind oder für sich selbst zu vereinbaren.
- *Beten, kleine Gedichte oder Kinderreime*
- *Schmusen, kuscheln und liebkosen, als Abschluss der Gute-Nacht-Kuss!*

Übung

Nehmen Sie sich in der kommenden Woche bewusst Zeit, um Ihre Zubettgehsituation zu überprüfen und verändern Sie diese möglichst. Vielleicht haben Sie bereits ein gut funktionierendes Zubettgehritual und haben heute Anregungen bekommen, wie Sie es noch schöner gestalten können. Oder aber Sie haben bisher noch kein allabendliches Ritual, dann haben Sie nun die Chance, alles von Grund auf zu gestalten. Notieren Sie bitte Ihre bisherige Zubettgehsituation und was Sie von nun an anders machen wollen. Bei unserem nächsten Treffen wollen wir Ihre Ideen besprechen. Machen Sie die Übung am besten mit Ihrem Partner, gemeinsam hat man oft die besten Einfälle. Da das Kind mit dem Ritual das Nicht-schlafen-Können assoziiert, ist eine Änderung nötig.

_____

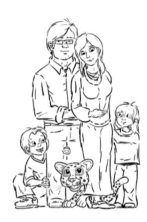

1.3.3   Tagesstruktur etablieren: Der Tagesrückblick

Falls Ihr Kind alt genug ist, können Sie einen gemeinsamen Tagesrückblick in Ihr Zubettgehritual einbauen. Um eine feste Tagesstruktur zur Routine werden zu lassen, kann es durchaus sinnvoll sein, wenn Sie am Abend, nach dem Abendessen, den Tag kurz Revue passieren lassen. Rufen Sie sich kurz die guten und belastenden Situationen mit Ihrem Kind ins Gedächtnis und loben Sie Dinge, die Ihr Kind gut gemacht hat. Achten Sie darauf, dass dieser Rückblick außerhalb des Bettes geschieht, damit aufregende oder belastende Ereignisse an diesem Platz bleiben und nicht mit ins Bett genommen werden. Hiermit soll Grübeln im Bett verhindert werden.

Orientieren Sie sich bei dem Tagesrückblick an folgenden Fragen:
- Was war gut?
- Was hat Spaß gemacht?
- Was war schwierig?
- Was hat Ihr Kind gut gemacht?
- Wofür hat es heute ein Lob verdient?

Folgendes kurzes Beispiel soll Sie ermutigen, mit Ihrem Kind über das Tagesgeschehen zu reden. Wichtig ist vor allem bei kleineren Kindern, vermehrt nachzufragen, was hinter den Ereignissen steckt. Mit ein wenig Geduld wird Ihr Kind sich Ihnen gerne anver-

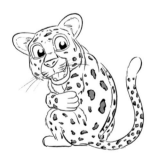

29

Sitzung 1

trauen und Ihnen sowohl die Höhe- als auch die Tiefpunkte des vergangenen Tages erzählen. Sie helfen Ihrem Kind somit, den Tag abzuschließen und die nötige Ruhe zum Schlafen zu finden.

Beispiel Tagesrückblick

Eltern

Jeden Abend sitzen Kai (3 Jahre) und seine Mutter vor der Gute-Nacht-Geschichte noch gemütlich auf dem Sofa und machen einen kleinen Tagesrückblick. Natürlich muss Kais Mutter noch ein bisschen mithelfen, weil es Kai oft schwer fällt, Dinge zeitlich und inhaltlich zu ordnen. Kais Mutter fragt, was er denn schön fand und Kai sagt sofort:

»Das Drachenfest und die Würstchen.« »Ja, das war schön und die Drachen sind ja so hoch geflogen und du bist so schnell gerannt, das war echt toll!«, meint die Mutter. »Und was hat dir heute nicht gefallen?«, fragt sie dann. Kai antwortet nicht. »Wie war es heute in der Kita?«, fragt die Mutter. »Das Essen war lecker ...«, erklärt Kai. »Und wie war es mit den anderen Kindern?«, hakt die Mutter nach. »Ich hab dem Oli mein Auto geschenkt.«, murmelt Kai. »Warum hast du denn dem Oli dein Auto geschenkt?«, fragt die Mutter erstaunt. »Er hat gesagt, wenn ich ihm mein Auto schenke, bin ich sein Freund.«, sagt Kai sichtlich bedrückt. »Kai, du musst deine Sachen nicht verschenken, wenn es dir der Oli sagt.«, sagt die Mutter sanft aber bestimmt. Kai erklärt dann seiner Mutter, dass er das Auto wiederhaben will und die Mutter verspricht Kai, dass sie das morgen in der Kita mit den Erzieherinnen besprechen werden und er dann sein Auto zurückbekommt. Jetzt ist Kai wieder beruhigt und hört gespannt seiner Gute-Nacht-Geschichte zu.

1.4 Mein kleines Glückstagebuch – Mit großer Wirkung

Glückstagebuch

Eine spezielle Form des Tagesrückblicks für Sie als Eltern ist das Glückstagebuch. Es bietet Ihnen die Möglichkeit, sich bewusst an positive Augenblicke des Alltags zu erinnern. In stressreichen Alltagssituationen treten die schönen, kleinen Momente des Tages oft in den Hintergrund. Um sich diese »Kleinigkeiten mit großer Wirkung« wieder ins Gedächtnis zu rufen, sollten Sie sich abends einen Moment Zeit nehmen und drei freudige Augenblicke des Tages in Ihr kleines Glückstagebuch eintragen. Sie werden sehen, dass Sie schon bald viel leichter positive Momente bewusster wahrnehmen und sie zunehmend als Kraftquelle nutzen können. Indem wir uns positive Momente des Tages bewusst und gezielt vor Augen halten, fällt es uns leichter, stressreiche Ereignisse zu relativieren, optimistisch zu sein und positiv in den nächsten Tag zu blicken.

1.5 Die Geschichtensammlung

Sie haben von uns eine Sammlung mit therapeutischen Geschichten mit Bildern erhalten und für die jüngeren Kinder eine Sammlung von Liedern und Fingerspielen. Die Verwendung ist folgendermaßen gedacht:

1.5.1 Erzähltipps

Für das Erzählen oder Vorlesen können Sie folgende Hinweise beachten, damit Ihr Kind am meisten davon profitiert:

Eltern

Erzähltipps

- Bitte lesen Sie Ihrem Kind jeden Tag im Rahmen des Einschlafrituals eine Geschichte aus der Sammlung z. B. auf dem Sofa vor, nicht im Bett. Dieses soll nur zum Schlafen dienen.
- Beginnen Sie damit am Tag der ersten Sitzung.
- Fangen Sie bitte mit der ersten Geschichte an und lesen Sie jeden Abend die nächste Geschichte, so dass zunächst jede Geschichte einmal vorgelesen wurde, und zwar in der Reihenfolge, wie sie in der Sammlung stehen.
- Merken Sie sich, welche Geschichten Ihr Kind besonders gerne gehört hat.
- Wenn Sie die Sammlung einmal komplett vorgelesen haben, lesen Sie **die** Geschichten erneut daraus vor, die Ihrem Kind besonders gut gefallen haben (weiterhin jeden Tag eine).
- Achten Sie darauf, dass Sie selbst ruhig und entspannt sind.
- Sorgen Sie dafür, dass alle Aufgaben oder Beschäftigungen, denen Sie noch nachgehen wollen, warten können. Damit erreichen Sie, dass Sie selbst ganz bei der Sache sind und nicht ständig an »nachher« denken müssen.
- Schaffen Sie eine ruhige Atmosphäre. Sorgen Sie dafür, dass Sie nicht gestört werden (Telefon ausstecken; symbolisch ein Schild an die Tür: »Nicht stören!«).
- Bauen Sie die Geschichten in das abendliche Ritual ein.
- Erzählen Sie langsam und mit ruhiger, eher leiser Stimme.

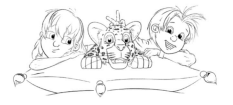

Sitzung 1

1.6 Das Schlaftagebuch

1.6.1 Wozu dient das Schlaftagebuch?

Sinn des Schlaf-tagebuches

- *»Versachlichung« von Belastungen, die mit Gefühlen beladen sind:* Das Protokollieren schafft eine gewisse Distanz zu den Ereignissen der Nacht. Von vielen wird die nüchterne Betrachtung, wie sie im Schlafprotokoll erfolgt, als hilfreich erlebt.
- *Identifizierung von bisher unbeachteten Verhaltensweisen oder Auslösern, die einen gesunden Schlaf stören:* Manchmal sind es scheinbare Kleinigkeiten, die große Wirkungen haben. Sie können durch das Protokollieren sichtbar werden.
- *Dokumentation von Fortschritten:* Sie können Tag für Tag schwarz auf weiß vom Protokoll ablesen, was sich schon verändert hat.

Führen Sie die Protokolle für Ihr Kind bitte regelmäßig, vollständig und wahrheitsgemäß. Tragen Sie jeden Morgen die Ereignisse der vergangenen Nacht ein (»Morgenteil«) und die Angaben zum Tagesverlauf noch am selben Abend (»Abendteil«).

1.7 Imaginative Elemente

Als Hausaufgabe sollen Sie als Eltern wöchentlich eine Imaginationsübung machen. Außerdem sind in Ihrem Arbeitsheft immer wieder imaginative Tipps und Übungen integriert.

1.7.1 Was sind und wozu dienen Imaginationsübungen?

Trancezustand, um sich zu entspannen

Die hier im Trainingsprogramm eingesetzten Imaginationsübungen für Eltern helfen Ihnen, Ihre Fähigkeiten im Umgang mit Stresssituationen zu verbessern. Gerade Eltern, deren Kinder schlecht schlafen, sind häufig selbst durch Schlafmangel belastet und fühlen sich erschöpft, manchmal auch überfordert. Imaginationsübungen können hier helfen, da sie zur Aktivierung von persönlichen Ressourcen beitragen, die beim Bearbeiten der Schlafproblematik Ihres Kindes hilfreich sind. Wartezeiten, die in jedem Alltag vorkommen, können für kleine Entspannungsübungen genutzt werden, um wieder Kraft zu tanken.

Bei der Arbeit mit Imaginationsbildern oder auch der modernen Hypnotherapie wird das ursprüngliche Vermögen des Menschen genutzt, sich ganz auf eine Sache zu konzentrieren. Gerade Kinder zeigen diese Fähigkeit dann, wenn sie ganz in ein Spiel vertieft sind und alles um sich herum zu vergessen scheinen. Wir Erwachsene sind häufig mit den Gedanken bei etwas ganz anderem. So kommt es zum Beispiel beim Zug- oder Autofahren häufiger vor, dass wir einige Augenblicke an etwas sehr intensiv denken und gar nicht bemerken, dass sich die Landschaft verändert hat. Man fragt sich dann z. B. beim Autofahren, ob die Ampel wohl wirklich grün gewesen ist. Dies sind typische Situationen, in denen wir uns in einer ganz natürlichen Art von »Trance« befinden: Eine Art des Konzentrationszustands, der für vielfältige Ziele sehr gut genutzt werden kann und Ihnen dabei hilft, sich zu entspannen.

In diesem Trainingsprogramm lernen Sie eine Technik kennen, wie Sie ohne fremde Hilfe in einen Entspannungszustand finden können. Dieser Vorgang, sich selbst in einen Trancezustand zu versetzen, wird *Selbsthypnose* genannt. Die Fähigkeit zur Selbsthypnose hat grundsätzlich jeder Mensch. Anhand der unten aufgeführten Übungen können Sie lernen, diese Fähigkeit für Ihre erzieherischen (und natürlich auch für alle weiteren persönlichen) Ziele einzusetzen.

Folgende Imaginationsübungen werden Sie in den nächsten Sitzungen kennenlernen:

> Sitzung 1: »*Traumhaus*«
> Sitzung 2: »*Roter Ballon*«
> Sitzung 3: »*Die Kugel*«
> Sitzung 4: »*Die Ritterrüstung*«
> Sitzung 5: »*Der Wanderer*«

Umgang mit den Übungen für die nächste Woche

Wie schon erwähnt, gehört es zum Konzept des Programms, dass Sie mit Ihrem Kind in der Zeit zwischen den einzelnen Sitzungen zuhause aktiv werden. Es gibt Aufgaben, die Sie zusammen mit Ihrem Kind durchführen, z. B. bestimmte gemeinsame Übungen oder Beschäftigungen. Andere Aufgaben sind nur für Sie als Eltern gedacht. Hier handelt es sich oft um Arbeit mit diesem Heft.

Für jede Sitzung finden Sie die Übungen für die nächste Woche am Ende der jeweiligen Sitzung zusammengefasst.

Rückblende

Zum Abschluss der ersten Sitzung erhalten Sie einen kurzen Überblick über die Inhalte, von denen Sie heute erfahren haben. Selbstverständlich ist es notwendig, diese im Hinblick auf die eigene Familiensituation immer wieder zu überdenken, und zu überprüfen, inwieweit die einzelnen Inhalte bereits schon umgesetzt werden konnten, und bei welchen es noch Schwierigkeiten gibt.

- Informationsvermittlung kindlicher Schlaf
- Schlafstörungen und beeinflussende Faktoren
- Rituale
- Tagesstruktur etablieren
- Glückstagebuch
- Geschichtensammlung
- Schlafprotokoll
- Imaginationsübungen/Hypnotherapie

Hausaufgaben

Bitte arbeiten Sie hier im Manual die Seiten zur ersten Sitzung sorgfältig durch und fragen Sie in der nächsten Sitzung nach, wenn etwas unklar ist.

Zum Abhaken

- ☐ 1. Bearbeiten Sie die Übung für die Einflussfaktoren auf den kindlichen Schlaf und überlegen Sie, welche Faktoren auf Ihre Situation zutreffen.
- ☐ 2. Wie sieht Ihr bisheriges Zubettgehritual aus? Verändern Sie möglichst Ihr bisheriges Ritual.
- ☐ 3. Lesen Sie Ihrem Kind jeden Tag eine Geschichte aus der Geschichtensammlung vor.
- ☐ 4. Falls es das Alter Ihres Kindes zulässt, etablieren Sie einen gemeinsamen Tagesrückblick.
- ☐ 5. Reisen Sie mit Hilfe der Imaginationsübung in Ihr Traumhaus.
- ☐ 6. Bitte führen Sie das Schlaf- und Glückstagebuch vollständig und korrekt!

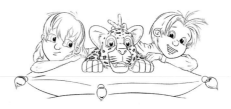

Sitzung 2: Schlafsituation, Schlafverhalten und Erziehungsverhalten unter der Lupe

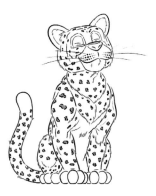

In dieser Sitzung steht das Erziehungsverhalten im Vordergrund, vor allem Erziehungsregeln für einen gesunden Schlaf. Zunächst soll aber auf den Zusammenhang von Schlaf und dem Verhalten am Tag eingegangen werden.

Sitzung 2 – Inhaltlicher Einstieg

2.1 Der Zusammenhang von Schlaf und dem Verhalten am Tage

Schlaf und Schlafstörungen stehen immer in Zusammenhang mit dem Tagesgeschehen. Der Rhythmus unseres Schlafens und Wachens ist mehr oder weniger über 24 Stunden verteilt. Was am Tage geschieht, beeinflusst die nächtliche Ruhephase und diese wirkt sich wiederum auf den kommenden Tag aus. Ausreichend Schlaf ist eine Grundvoraussetzung für Ausgeglichenheit und körperliche Leistungsfähigkeit. Bei lang anhaltendem Schlafmangel kann ein Kreislauf aus Unruhe am Tag und Schlafstörungen in der Nacht entstehen.

Tagesgeschehen

2.1.1 Der Schlafdruck-Teufelskreis

Ein Schlafmangel kann vielfältige Auswirkungen auf das Verhalten und Empfinden des Kindes tagsüber haben. Dabei führen der Schlafmangel sowie die damit einhergehenden Beeinträchtigungen oft zur Entstehung eines Teufelskreises. Zu wenig Schlaf führt dazu, dass der Schlafdruck (das Bedürfnis zu Schlafen) steigt. Dieser erschwert die Ausführung von ruhigen und wenig anregenden Tätigkeiten, die hohe Aufmerksamkeit, Konzentration oder Kreativität erfordern (oder er verhindert sie ganz).

Schlafmangel, Schlafdruck

Schwierigkeiten
mit niedrigem
Erregungsniveau

Selbststimulation

Erhöhung des
Erregungsniveaus

Das Kind bekommt Schwierigkeiten mit ruhigen Situationen und dem sogenannten niedrigen Erregungsniveau und versucht, dies auszugleichen: Es sucht Anregung bzw. Stimulation. Dies kann nun auf eine vielfältige Weise geschehen. Häufig sind Unruhe, ein auffallender Bewegungsdrang – auch in Situationen, in denen dies nicht angemessen ist – oder ungezogenes Verhalten (beides kann als »aktive Stimulation« bezeichnet werden). Aber auch ein übermäßiger Fernsehkonsum oder virtuelle Spiele gehören dazu und stellen eine »passive Stimulation« durch die ständige Aufnahme von Reizen von außen dar. Somit wird ein Kind häufig aktiver und unruhiger, wenn es müde ist und sucht nicht die Ruhe wie ein Erwachsener. Beide Formen der Stimulation wirken sich negativ auf den Schlaf aus, indem sie das Erregungsniveau unkontrolliert erhöhen. Dies bedeutet, dass das Kind am Abend nur schwer zur Ruhe kommt und hierdurch natürlich wieder der Schlaf gestört wird. Der Teufelskreis beginnt von vorn. ▶ **Abbildung 7** veranschaulicht diesen Zusammenhang.

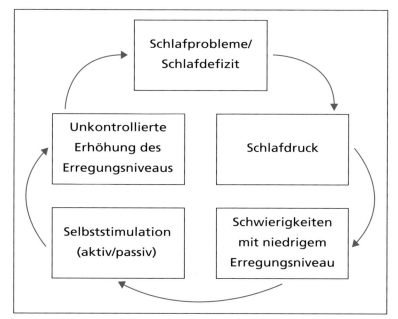

Abb. 7:
Der Schlafdruck-
Teufelskreis

Auswirkungen

Die vielfältigen Aufgaben des Schlafes (▶ **Sitzung 1**) erklären, weshalb sich Schlafstörungen auf so viele Lebensbereiche und auf so unterschiedliche Weisen auswirken können. Neben den schon erwähnten Verhaltens- und Konzentrationsproblemen (und als ihre Folgen) können Beeinträchtigungen der körperlichen Verfassung, Lern- und Entwicklungsschwierigkeiten sowie soziale und emotionale Probleme (wie z. B. Ängstlichkeit) auftreten.

Die Selbststimulation ist ein Grund dafür, dass ein Teil der Kinder mit Schlafproblemen tagsüber nicht durch Müdigkeit auffallen (obwohl dies auch vorkommen kann). Häufig zu beobachten und ein wichtiges Signal ist eher eine schwere Weckbarkeit am Morgen.

2.2 Zur Bedeutung des Erziehungsverhaltens

Der Zusammenhang von Schlaf und dem Verhalten am Tage bietet zwei mögliche Ansatzpunkte zur Veränderung: die Schlafsituation an sich und die Tagesstruktur. Da bei beiden Aspekten ein einheitliches Erziehungsverhalten Ihrerseits notwendig ist, sollen im Folgenden grundsätzliche Erziehungsprinzipien erklärt werden. Diese sind mit vielen Übungen und Anregungen versehen, die wir teilweise gemeinsam durchführen, oder die von Ihnen zuhause bearbeitet werden sollen. Es gibt die unterschiedlichsten Ansätze und Empfehlungen, nach welchen Grundsätzen Kinder zu erziehen sind. Diese verschiedenen »Erziehungsschulen« stehen zum Teil in offenem Widerstreit zueinander. Wir wollen uns hier nicht auf eine Richtung festlegen oder eine bestimmte empfehlen, sondern wir konzentrieren uns auf einzelne Elemente, die sich besonders in Hinblick auf Schlafschwierigkeiten als wirkungsvoll erwiesen haben. Dabei dienen entwicklungs- und lernpsychologische Erkenntnisse als Grundlage. Für alle Veränderungen die Sie einführen gilt: Machen Sie nur so große Schritte, wie Sie sich selbst zutrauen und passen Sie diese an das Alter Ihres Kindes an, auch kleine Schritte führen zum Ziel!

2.2.1 Wie Kinder lernen

Kinder lernen in der Regel schnell, welche Verhaltensweisen besonders hilfreich und welche weniger günstig sind, um bestimmte Ziele zu erreichen. Innerhalb der Verhaltenspsychologie wurden Theorien entwickelt, die beschreiben, wie wir lernen. Sie haben eine sehr große praktische Bedeutung für die Erziehung und das Schlafverhalten von Kindern und sind daher Grundlage dieses Programms.

Es werden verschiedene Arten von Lernen unterschieden:

Lernen am Modell

Wie isst man am Tisch mit einem Löffel oder mit Messer und Gabel? Wie zieht man sich einen Pullover an? Wie baut man einen Turm? Wie verhält man sich beim Bäcker? – Kinder lernen vieles durch beobachten und imitieren. Dabei dienen in den ersten Lebensjahren vor allem Sie als Eltern als wichtige Vorbilder und Modelle. Später werden die gleichaltrigen Freunde immer wichtiger, um sich Verhaltensweisen abzuschau-

Modelllernen

Sitzung 2

en. Aber auch Großeltern, Lehrer und alle weiteren Personen, zu denen Ihr Kind Kontakt hat, dienen als Vorbilder oder »Modelle«.

Eine besondere Art Modell sind Figuren aus Geschichten. In dem Gute-Nacht-Geschichtenbuch, das Sie von uns in der ersten Sitzung als Begleitmaterial bekommen haben, erleben Kinder und Tiere ähnliche Begebenheiten, die verschiedene Schlafsituationen Ihrer Kinder abbilden. »Modellhaft« werden in diesen Geschichten Lösungen angeboten, von denen Ihre Kinder sich Verhaltensweisen abschauen können.

Sie können diese Lernmöglichkeit bewusst nutzen, indem Sie sich von Ihrem Kind imitieren lassen und hin und wieder erklären, was Sie gerade tun. Es ist eine gute Möglichkeit, Kindern neue Fertigkeiten beizubringen.

Lernen durch Konsequenzen und Lernverknüpfungen

Lernen durch Konsequenzen

Stellen Sie sich vor, die Kindergärtnerin Ihres Kindes lobt Ihr Kind, weil es ein Bild besonders sorgfältig gemalt hat. Ihr Kind wird sich sicherlich freuen, vielleicht empfindet es auch Stolz und wird sich mit großer Wahrscheinlichkeit in Zukunft wieder Mühe beim Malen geben.

Bei dieser Art des Lernens kommt es vor allem auf die Konsequenzen an, die einem bestimmten Verhalten folgen. Grundsätzlich kann man sagen, dass positive Konsequenzen dazu beitragen, dass ein Verhalten öfter gezeigt wird. Genauso wird das Verhalten nicht mehr gezeigt, wenn es keine oder negative Konsequenzen nach sich zieht. Die positive Konsequenz auf das Verhalten »Bild malen« ist das (ehrlich gemeinte) Lob der Kindergärtnerin.

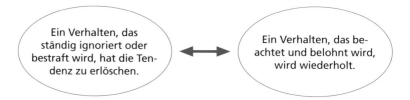

Verhaltensweisen werden auch beibehalten, wenn sie durch andere unbeabsichtigt oder unbewusst belohnt werden. Zusätzlich werden (ursprünglich neutrale) Dinge oder Handlungen als angenehm empfunden, wenn sie auf irgendeine Weise mit anderen (positiven) Dingen oder Handlungen verbunden werden; daraus können positive, aber auch ungünstige Lernverknüpfungen entstehen. Das kann der Fall sein, wenn zwei Dinge regelmäßig gleichzeitig auftreten – beispielsweise lernt ein Kind das nächtliche Erwachen als etwas sehr angenehmes kennen, wenn die Mutter es stillt oder der Papa es mit einer extra Kuscheleinheit wieder in den Schlaf wiegt. Manchmal reicht aber ein einmaliges gemeinsames Auftreten, das emotional besonders intensiv erlebt wurde, damit eine solche Lernverknüpfung entsteht. Ein Beispiel hierfür wäre

38

die Angst vor dem Schlafen als Konsequenz eines vorangegangenen besonders schlimmen Alptraums.

Sie finden im Folgenden praktische Tipps, die Sie befolgen sollten, wenn Sie ungünstige Lernverknüpfungen vermeiden wollen, die oft unbemerkt entstehen.

Eltern

✓ *Setzen Sie sich durch. Seien Sie konsequent in Ihrem Verhalten – tun Sie, was Sie angekündigt haben.*

→ Bei ständigem Nachgeben lernt Ihr Kind: »Ich bestimme und es lohnt sich immer, sich zu widersetzen.«

✓ *Bringen Sie Ihr Kind wach ins Bett und verlassen Sie das Zimmer, bevor es eingeschlafen ist.*

→ Sonst verbindet es das Einschlafen stets mit Ihrer Anwesenheit.

✓ *Wechseln Sie sich beim Begleiten der Zubettgehroutine ab.*

→ Ihr Kind soll keine bestimmte Person mit dem Schlafen assoziieren.

✓ *Lassen Sie Ihr Kind selbst das Licht ausmachen.*

→ Das stärkt das Kontrollempfinden und die Selbstständigkeit. Das Kind kann angemessen »Macht« ausüben, selbst etwas verändern.

✓ *Machen Sie kein Licht im Zimmer, wenn Sie nachts einmal zum Trösten o. Ä gebraucht werden.*

→ Sonst verbindet Ihr Kind Dunkelheit auf Dauer mit Not und Licht mit angenehmer Anwesenheit der Eltern. Vermeiden Sie auch andere Belohnungen in solchen Fällen: kein Essen, kein Trinken, nicht zu viel sprechen, keine langen Umarmungen. Ruhiges Sprechen und kurzes Streicheln reichen aus, um Ihrem Kind die nötige Sicherheit und Geborgenheit zu vermitteln.

✓ *Legen Sie Wert auf das Bett als exklusiven Ort des Schlafens.*

→ Ihr Kind soll sein Bett mit dem Schlafen verbinden – und weder das Schlafen mit weiteren Orten (z. B. TV oder Elternbett) noch das Bett mit anderen Handlungen oder Empfindungen als schlafbezogenen (deshalb kein Toben oder Essen im Bett; nicht zur Strafe ins Bett schicken). Hierzu gehört auch die »*Goldene Regel*«: Ein Kind findet nachts so wieder in den Schlaf, wie es abends hinein gefunden hat. Ein nächtlicher Schlafplatzwechsel ist deshalb ungünstig.

Tipps für positive Lernverknüpfungen

In den folgenden Übungen soll noch weiter auf die Konsequenzen des Verhaltens Ihres Kindes eingegangen werden, um Ihnen mögliche Ansatzpunkte für Veränderungen bewusst zu machen.

Um ein unerwünschtes Verhalten, das bisher Gewohnheit war, zu verändern und sich stattdessen ein neues Verhalten anzugewöhnen, muss dem Kind eine attraktive »Gegenleistung« geboten werden. Es soll ja ein Verhalten, das negative Konsequenzen nach sich zieht, aufgeben.

Attraktive Gegenleistung wichtig

Sitzung 2

Deshalb ist es wichtig, eine positive Konsequenz zu finden, die *wirklich attraktiv* und angemessen für das Kind ist, um das gewünschte Verhalten zu initiieren. Der Zeitabstand zwischen dem gezeigten Verhalten und der Konsequenz darf nicht zu groß sein; je jünger das Kind ist, desto unmittelbarer sollten die Konsequenzen eintreten. Diese Konsequenzen müssen auch über einen längeren Zeitraum durchgehalten werden, bis das Verhalten etabliert ist und werden dann wieder ausgeschlichen (dies wird am Ende der Sitzung thematisiert).

> **Eltern**
>
> Wenn beispielsweise Ihr Kind nicht wie bisher in Ihrem Arm einschlafen soll, sondern alleine, muss das Alleine-Einschlafen für Ihr Kind attraktiv werden. Wenn Ihr Kind es schafft, alleine einzuschlafen, bekommt es am nächsten Morgen ein Lob von Ihnen und eine kleine Belohnung.
>
> *Wichtig:* Kuscheleinheiten, die verloren gehen, wenn Eltern nicht mehr mit dem Kind einschlafen, sollten an anderer Stelle Beachtung finden. Zum Beispiel beim Zubettgehritual auf dem Sofa.

Für jedes Kind ist eine andere Belohnung unterschiedlich attraktiv. Während sich das eine Kind mit einer zusätzlichen Gute-Nacht-Geschichte zufrieden gibt, wenn das Zähneputzen gut klappt, fordert ein anderes Kind drei Geschichten. Wieder ein anderes Kind lässt sich durch eine Geschichte als Belohnung überhaupt nicht beeindrucken. Im Folgenden haben wir für Sie einige mögliche Belohnungen zusammengestellt. Wichtig dabei ist, dass Sie individuell eine attraktive Belohnungsmöglichkeit für Ihr Kind finden.

Beispiel-
konsequenzen

Sendung mit der Maus
Oft ist der Computer selbst für die Kleinsten bereits sehr attraktiv. Auf www.wdrmaus.de finden sich kleine Geschichten von zwei bis drei Minuten Länge, die manchen Kindern einen Anreiz bieten, zum Beispiel die Zubettgehzeit nicht weiter hinauszuzögern.

Bauklötze/Legosteine
Hat Ihr Kind Interesse daran, viele Bausteine aus einer Serie zu sammeln, um zum Beispiel einen Bauernhof oder einen Zug zu bauen, können Legosteine oder Bauklötze eine Belohnung sein. Jedes Mal wenn Ihr Kind Sie einen Abend nicht zum Einschlafen benötigt, erhält es direkt am nächsten Morgen einen Bauklotz.

Süßigkeiten
Manche Kinder lassen sich durch eine Schokolade oder einen Keks dafür begeistern, ein erwünschtes Verhalten zu zeigen. Selbstverständlich nur in Maßen und nicht nach dem Zähneputzen.

Punkte sammeln

Ist Ihr Kind alt genug, kann es Punkte sammeln, wenn es nachts anfangs zum Beispiel nur dreimal statt fünfmal nach den Eltern ruft, um sich dann einen Zoo- oder Schwimmbadbesuch zu verdienen. Auf die Erstellung eines weiterführenden Belohnungssystems wird später in dieser Sitzung näher eingegangen.

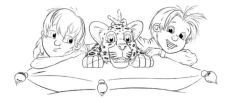

Eltern

Bei Belohnung zu beachten

Generell gilt:

- Die Belohnung sollte einen exklusiven Charakter haben. Wenn es sowieso täglich Süßigkeiten für Ihr Kind gibt, wird es keine besondere Leistung dafür erbringen wollen, um Süßigkeiten zu bekommen.
- Stimmt das Kind der Vereinbarung zu, können Sie daran erkennen, dass Sie die richtige Belohnung gewählt haben, die einen Anreiz für Ihr Kind bietet.
- Versuchen Sie, dem Kind die Belohnung zu visualisieren. Das bedeutet, dass ein Bild von der Maus oder ein Bauklotz am Abend das Kind daran erinnert, welche Belohnung am nächsten Morgen auf es wartet. Besonders für kleine Kinder ist diese Verbildlichung der Abmachung wichtig.
- Die Belohnung sollte zuverlässig und direkt erfolgen, zum Beispiel gleich am nächsten Morgen.
- Nur wenn das erwünschte und vereinbarte Verhalten gezeigt wurde, darf die Belohnung gegeben werden. Sonst lernt Ihr Kind, dass es auch ohne besondere Leistungen Belohnungen erhält.

Übung

Was könnten grundsätzlich mögliche positive Verstärker bzw. positive Konsequenzen für Ihr Kind sein?

_____

_____

_____

_____

_____

_____

Oft passiert es jedoch, dass Kinder durch negatives oder unangemessenes Verhalten positive Konsequenzen erfahren. Eine positive Konsequenz kann zum Beispiel sein, Aufmerksamkeit zu erhalten.

Beispiel von
Jonathan

Ein einfaches Beispiel:
Stellen Sie sich vor, Jonathan (3 Jahre) will eines Abends einfach nicht ins Bett gehen und fängt an, mit den Spielsachen im Zimmer umher zu werfen und läuft immer wieder ins Wohnzimmer zu den fernsehenden Eltern. Diese werden immer verärgerter und bringen ihn immer wieder schimpfend ins Bett. Sie bemühen sich nach Kräften, ihn zu beschwichtigen und lassen sich zu einigen weiteren Gute-Nacht-Geschichten hinreißen. Was lernt Jonathan aus dieser Situation und welche Konsequenz hat Jonathan erfahren? Er wird zwar spüren, dass sein Verhalten die Eltern verärgert, allerdings erlebt er auch eine nicht ausschließliche negative Konsequenz: Seine Eltern unterbrechen ihre bisherige Tätigkeit, wenden sich ihm zu, schenken ihm Aufmerksamkeit und gestatten zusätzliche Aktivitäten und Streicheleinheiten. Jonathan lernt: Auch eine zunächst bei den Eltern unbeliebte Verhaltensweise kann für mich positiv sein. Ich bekomme Zuwendung und kann die Schlafenszeit hinauszögern.

Es ist wichtig, dass Sie sich generell darüber klar werden, welche Verhaltensweisen Sie an Ihrem Kind wirklich akzeptieren wollen und können und welche Verhaltensweisen Sie keineswegs unterstützen möchten und können.

Übung

Übung: Verstärkung
negativen Verhaltens

Welche negativen Verhaltensweisen Ihres Kindes verstärken Sie (z. B. indem Sie ihm Aufmerksamkeit schenken)? Bitte überprüfen Sie dies in der nächsten Woche anhand Ihrer eigenen Erlebnisse in der Familie.

_____

_____

_____

_____

_____

Konsequenzen
in angespannten
Situationen

Wahrscheinlich fällt es Ihnen in Momenten, in denen Sie ausgeruht, gelassen oder entspannt sind, leichter, mit unangemessenem Verhalten Ihres Kindes gut umzugehen und konsequent zu reagieren. In stressigen Situationen oder an Tagen, an denen »nichts richtig funktionieren will«, haben Sie vielleicht weniger Kraft und Energie zur Verfügung. Sammeln

42

Sie in der nächsten Übung die Bedingungen, Situationen oder Momente, in denen es Ihnen sehr schwer fällt, konsequent auf negatives Verhalten zu reagieren.

Übung

Wann fällt es Ihnen besonders schwer, auf unangemessenes Verhalten Ihres Kindes mit den richtigen Konsequenzen zu reagieren? Denken Sie dabei an die eigene persönliche Verfassung (z. B. unausgeschlafen sein ...), an bestimmte Situationen, die oftmals kritisch verlaufen (Bsp. das Kind zu Bett bringen ...) und an »äußere« situative Gegebenheiten (z. B. wenn Besuch da ist, beim Kinderarzt ...)

Übung: Kritische Situationen und konsequentes Verhalten

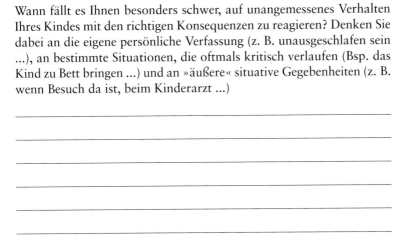

Der Umgang mit diesen kritischen Situationen wird im Laufe des Trainings anhand der Imaginationsübungen und der Strategien im Umgang mit belastenden Alltagssituationen weiter vertieft werden.

2.3 Allein ein- und durchschlafen

Allein zu schlafen, heißt selbstständig sein. Dabei lassen sich drei Punkte unterscheiden:

Allein schlafen als Selbstständigkeitsentwicklung

1. *Selbstständigkeit in Bezug auf die mit dem Schlafen(-gehen) verbundenen Prozeduren.* Damit sind Verhaltensweisen gemeint, die das Kind gelernt hat, mit dem Schlafen(-gehen) zu verbinden: Trinken, Fernsehen, Anwesenheit einer bestimmten Person o. Ä. beim Einschlafen. Hier besteht das Ziel für das Kind darin, von solchen äußeren Faktoren unabhängig zu werden.
2. *Selbstständigkeit in Bezug auf die Eltern.* Alleine – im eigenen Bett und im eigenen Zimmer – zu schlafen, ist für Kinder wichtig bei dem Prozess, sich ohne Angst von den Eltern trennen zu können und sich als eigenständige Person zu erleben. Kinder sollen auf ihr eigenes Bett stolz sein und das Kinderzimmer soll seine Funktion als Schutzraum behalten (oder erhalten).

Sitzung 2

3. *Stärken Sie die Selbstkompetenz Ihres Kindes.* Drücken Sie Ihrem Kind gegenüber Ihr Vertrauen aus, dass es sich selbst helfen kann. Bestärken, loben und belohnen Sie Ihr Kind für erwünschtes Verhalten.

Eltern

Für alle Punkte gilt: Kinder können und wollen all das lernen, aber sie brauchen die Gelegenheit dazu.

2.4 Kalimba – Der Zeopard aus dem Zauberland

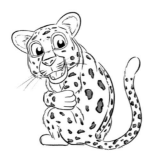

Das ist Kalimba, der Therapieleopard aus dem Zauberland, der Sie und Ihr Kind durch das Training begleitet.

Kalimba ermöglicht Ihrem Kind, spielerisch die Inhalte des Trainings zu lernen. Dafür darf Kalimba natürlich mit ins Bett. Im Folgenden werden wir Ihnen vorstellen, wie Sie Kalimba Ihrem Kind näher bringen und welche Funktionen, wie das Aufladen von Zauberflecken oder die Nutzung des Zauberatems, Kalimba hat.

2.4.1 Geschichte

Mit einer kleinen Geschichte können Sie Ihrem Kind zeigen, wie Kalimba aus dem Zauberland zu den Kindern kam, um ihnen zu zeigen, wie man gut schläft.

So können Sie Kalimba Ihrem Kind vorstellen: »Das ist Kalimba, der Zeopard aus dem Zauberland. Er hat Zauberkräfte und ist deswegen ein Zeopard. Kalimba weiß nämlich, wie Kinder gut schlafen können! Und wenn du nachts gut schlafen willst, dann musst du Kalimba ganz fest drücken – dann schläfst du richtig gut. Und weißt du was, er hat was ganz besonderes, nämlich Zauberflecken. Mit diesen Flecken können wir zaubern – schlafzaubern.«

2.4.2 Zauberflecken aufladen

Das Aufladen von Zauberflecken soll Ihrem Kind die Möglichkeit geben, selbstständig einzuschlafen oder wieder in den Schlaf zu finden. Dafür werden Beruhigungsstrategien spielerisch vermittelt.

Zauberflecken lädt man folgendermaßen auf: Ihr Kind sucht sich zunächst aus, wofür es einen Zeopardenfleck aufladen will und sucht sich dazu einen eigenen Fleck auf seinem Kalimba, der diese Funktion übernehmen soll. Ihr Kind drückt auf diesen Fleck, hat dabei die Augen zu, atmet dreimal tief und langsam durch und sagt sich dreimal vor, wozu der Fleck sein soll (z. B. gut schlafen). Wichtig dabei ist, dass sich Ihr Kind während des Aufladens bildlich ganz genau vorstellt, wofür der Fleck aufgeladen wird.

Folgende Geschichte können Sie verwenden, um Ihrem Kind das Aufladen zu erklären:

Eltern sprechen mit Kalimba: »Ich glaube, du wolltest uns doch erzählen, wie der Trick mit deinen Flecken funktioniert. Was kannst du denn damit machen?«
Kalimba: »Das sind keine normalen Flecken, das sind Zauberflecken!! Ich hab' so viele Zauberflecken und jeder kann was ganz besonderes und was anderes, z. B. habe ich ein paar Zauberschlafflecken.«
Eltern: »Dann kannst du aber toll schlafen, bei so vielen Flecken.«
Kalimba: »Ja, das ist super. Hier der, der ist z. B. dafür da, wenn ich nicht einschlafen kann, weil ich noch ganz hibbelig bin! Da drück ich drauf und dann geht's los. Dann werde ich richtig, richtig, richtig müüüüüde (gähn).«
Eltern: »Und woher weißt du welcher Fleck was kann?«
Kalimba: »Das ist ganz einfach, immer wenn ich einen neuen Fleck brauche, überlege ich mir ganz in Ruhe, welcher Fleck das sein könnte. Wenn ich den richtigen Fleck gefunden habe, drücke ich drauf und denke ganz fest an das, was der Fleck können soll. Augen zu, versteht sich von selbst, dann kann ich besser an meinen Fleck denken ... Dann atme ich dreimal tief durch und sage mir dabei laut oder leise das vor, wozu der Fleck gut sein soll. Den Fleck drücke ich so lange, bis er wie eine Batterie voll aufgeladen ist. So lädt man Zauberschlafflecken auf ... das müsst ihr mal ausprobieren!«

Lassen Sie sich von Ihrem Kind sagen, wofür es seinen *Zeopardenfleck aufladen* will. Gemeinsam aufladen: draufdrücken, Augen zu, dreimal tief und langsam durchatmen, sich dreimal vorsagen, wozu der Fleck sein soll und sich dabei das Bild dazu ganz genau vorstellen.

Oft empfiehlt es sich, einen Fleck zu wählen, den das Kind auch im Dunkeln findet, z. B. am Schwanz oder Ohr. Die Flecken werden am Abend durch die Atemtechnik aufgeladen, sodass der Fleck in der Nacht selbstständig vom Kind genutzt werden kann. Ihr Kind benutzt den

Zauberfleck gemeinsam aufladen

Geschichte zum Zauberfleck

Sitzung 2

Zauberfleck, indem es auf den Fleck drückt. Funktioniert der Fleck nicht, war er vielleicht nicht genug aufgeladen. Nutzen Sie zum Beispiel das Ohr für gute Träume, den Schwanz für schnelles Müdewerden, ein Bein für Mutigsein.

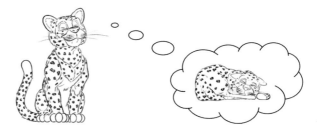

2.4.3   Zauberatem

Der »Zauberatem« stellt eine Art Tiefenatmung dar, die angenehm, entspannend und ausgleichend für Ihr Kind sein soll. Ihr Kind liegt dabei auf dem Rücken und Kalimba sitzt auf dem Bauchnabel. Man versucht nun den Zauberatem, das ist der, »der bis in den Bauchnabel geht«. Dabei wird sich Kalimba beim Einatmen mit der Bauchdecke nach oben und beim Ausatmen nach unten bewegen. Je langsamer dies geschieht, v. a. beim Ausatmen, desto besser. Mit der folgenden Anleitung können Sie Ihrem Kind den Zauberatem beibringen.

> *Eltern:* »Mit dem magischen Zauberatem kannst du supergut schlafen. Und das geht so: Kalimba geht mit deinem Bauch nach oben und nach unten, je langsamer, desto besser. Und dass man wirklich den magischen Zauberatem gefunden hat, weiß man, wenn genau das immer, immer langsamer wird. Hoch und runter, hoch und runter und das dauert immer länger, hoch und runter. Und nach zehnmal schläft man.« (insgesamt zehnmal ein- und ausatmen)

Zauberatem im Schlafritual

Nutzen Sie den Zauberatem vor dem Zubettgehen eventuell in Ihrem Einschlafritual als eine gute Möglichkeit für Ihr Kind, sich zu entspannen und zu beruhigen.

Individuelle Gestaltung und Anpassung der Strategien

Alle Übungen und Tipps sind als Möglichkeiten zu verstehen, verzweifeln Sie also nicht, wenn kleine Teile des Programms nicht genau so umzusetzen sind und suchen Sie stattdessen kreativ nach einer alternativen Lösung. Denn jedes Kind und jede Familie ist ganz individuell und benötigt daher eigene persönliche Lösungsstrategien. Manche Kinder sind noch zu jung, um mit Kalimba zu arbeiten. Dieser darf dann natürlich trotzdem zur Unterstützung im Bett des Kindes schlafen.

 Üben Sie generell Verhaltensweisen, die abends oder nachts klappen sollen, bereits am Tag, so z. B. das Benutzen der Zauberflecken oder des Zauberatems. Dies kann jedoch auch für das schnelle Schlafanzug-

46

Anziehen oder das selbstständige Greifen des heraus gefallenen Schnullers bei Nacht gelten.

2.5 Erziehungsregeln für gesunden Schlaf

Auf den folgenden Seiten finden Sie Regeln für gute Schlafgewohnheiten. Sie betreffen ungünstige Verhaltensweisen und Gewohnheiten, die sich im Umgang mit Ihrem Kind einschleichen und den Schlaf negativ beeinflussen können.

Für Sie und Ihr Kind ist es daher ratsam, diese Regeln im Hinblick auf eigene familiäre Gewohnheiten zu überprüfen, um ggf. Veränderungen einzuleiten oder der Entwicklung problematischer Verhaltensweisen vorzubeugen.

Erziehungsregeln für gesunden Schlaf nennen wir diese Regeln, weil sie auf Dauer unentbehrlich für gesundes Schlafverhalten sind – vor allem für Kinder, die Schwierigkeiten mit dem Ein- oder Durchschlafen haben. Die Regeln sind in drei Kategorien unterteilt:

- Erziehungsregeln für einen stabilen Tages- und Schlafrhythmus,
- Erziehungsregeln für die Einschlafsituation und
- solche, die Ihren nächtlichen Umgang mit Ihrem Kind betreffen.

Sie sollten also versuchen, all diese Regeln nach und nach umzusetzen. Wenn das bei einigen schon zutrifft – umso besser! Mit jeder befolgten Regel machen Sie einen Schritt in Richtung Erfolg.

Beachten Sie, dass für alle neu eingeführten Regeln gilt, dass sie zunächst zu einer Verschlechterung der Problematik führen können. Werden diese konsequent umgesetzt, wird sich nach einiger Zeit eine Verbesserung zeigen. Deshalb ist es wichtig, dass Sie die Zeit der vorübergehenden Verschlechterung durchhalten, um längerfristig eine Verbesserung zu erreichen.

Potentielle Verschlechterung nach Veränderungen

Man ändert nur Dinge, wenn man motiviert ist. Stellen Sie sich eine Skala von 1–10 vor und schätzen Sie dann Ihre Motivation, eine neue Regel aufzustellen, darauf ein. 1 entspricht einer geringen Motivation, 10 einer sehr hohen. Versuchen Sie nun sich nur neue Regeln vorzunehmen, wenn Ihre Motivation mindestens 8 beträgt.

Motivation von mindestens 8, um neue Regeln umzusetzen

Eltern

Für alle Regeln, die Sie (neu) einführen, gilt:
Wenn Ihr Kind alt genug ist, besprechen Sie sie mit Ihrem Kind und erklären Sie, was Sie von ihm erwarten!

47

2.5.1 Schlafregeln-Checkliste

> **Eltern**
>
> *Versuchen Sie, die folgenden Regeln nach und nach umzusetzen und zu beachten.*
> *Kreuzen Sie in der Tabelle an, welche Regeln Sie schon befolgen und um welche Sie sich noch kümmern möchten.*

Allgemeine Erziehungsregeln für einen stabilen Tages- und Schlafrhythmus!	☺ Machen wir schon	! Sollten wir noch machen
Ihr Kind sollte jeden Tag (auch am Wochenende) regelmäßige Aufsteh-, Tagesschlaf- und Zubettgehzeiten einhalten (maximale Abweichung 60 Minuten)! Regelmäßigkeit (nicht nur in Bezug auf die Schlafzeiten, sondern auch Essens- bzw. Stillzeiten) stellt eine notwendige Voraussetzung dafür dar, dass sich die verschiedenen biologischen Rhythmen des Körpers Ihres Kindes aufeinander abstimmen können. Die Einhaltung einer regelmäßigen Aufstehzeit ist dabei am wichtigsten, denn die Aufstehzeit ist für unsere biologischen Rhythmen der »Ankerpunkt«.	☐	☐
Das Bett Ihres Kindes sollte NUR zum Schlafen reserviert sein! Das verhindert, dass das Bett mit anderen – schlafstörenden – Gedanken und Aktivitäten in Verbindung gebracht wird (z. B. Spielen).	☐	☐
Gebrauchen Sie das Bett bzw. das Ins-Bett-Schicken NIEMALS als Strafmaßnahme! Damit erreichen Sie lediglich, dass Ihr Kind das Bett und Im-Bett-Sein mit etwas Negativem verknüpft!	☐	☐
Gestalten Sie die Schlafumgebung Ihres Kindes angenehm und schlaffördernd (Temperatur, Licht, Geräusche)! Wenn man sich vorstellt, wie ruhig und abgedunkelt ein Neugeborenes die letzten Monate im Mutterleib verbracht hat, wird klar, dass man es erst langsam und behutsam an die neue Umgebung gewöhnen muss. Machen Sie abends im Zimmer Ihres Kindes kein helles Licht und beseitigen Sie möglichst alle Lärmquellen! Im Kindergartenalter haben Kinder oft Angst vor der Dunkelheit oder vor Monstern, die sich im Zimmer versteckt halten können. Hier könnte ein Nachtlicht Abhilfe schaffen, das den Raum noch ausreichend abdunkelt.	☐	☐

Allgemeine Erziehungsregeln für einen stabilen Tages- und Schlafrhythmus!	☺ Machen wir schon	! Sollten wir noch machen
Fördern Sie bewegungsreiches Spiel und körperliche Bewegung Ihres Kindes am Tag! Bedenken Sie, dass nicht nur der Schlaf den folgenden Tag bestimmt, sondern auch der Tag die Nacht: Ein aktiv gestaltetes Wachleben Ihres Kindes mit ausreichend körperlicher Bewegung, geistig anregendem und kreativem Spielen tragen zu einem erholsamen Schlaf bei. Allerdings nicht direkt vor dem Schlafen!	☐	☐
Rauchen Sie möglichst nicht in Ihrer Wohnung! In wissenschaftlichen Studien wurde festgestellt, dass Kinder, deren Eltern in den Wohnräumen rauchen, ein erhöhtes Risiko für Schlafstörungen haben. Rauchen in der Wohnung ist somit tabu!	☐	☐
Sorgen Sie dafür, dass das Elternbett seinen Charakter eines exklusiven Zufluchtsorts behält und Ihr Kind auf sein eigenes Bett stolz ist! Das Elternbett sollte nur ein Zufluchtsort in Ausnahmesituationen (z. B. Krankheit des Kindes) sein. Das Kinderzimmer soll für Ihr Kind die Funktion des eigenen Schutzraums haben und behalten. Ihr Kind sollte auf sein eigenes Bett stolz sein. Überlegen Sie, wie und was Sie dazu noch beitragen können (siehe auch Gestaltung des Schlafplatzes).	☐	☐
Achten Sie auf Konsequenz in Ihrem Handeln! Tagesstruktur und Schlafrhythmus müssen manchmal flexibel an Ereignisse und Umgebungsveränderungen angepasst werden, z. B. kann es durchaus praktisch und sinnvoll sein, Ihr Kind an einem andern Ort (z. B. bei den Großeltern) schlafen zu lassen. Solange dies die Ausnahme und nicht die Regel ist, wird Ihr Kind lernen, auch mit kleineren Veränderungen von Gewohnheiten umzugehen.	☐	☐
Achten Sie auf genügend Ruhephasen am Tag! Damit Ihr Kind den Unterschied zwischen Tag und Nacht lernt, kann es sinnvoll sein, die Gesamtlänge des Tagesschlafes einzuschränken. Allerdings sollten Sie Ihr wirklich müdes Kleines nicht vom Schlafen abhalten! Ein überreiztes Kind hat Schwierigkeiten, am Abend in den Schlaf zu finden.	☐	☐
Achten Sie auf die Bedürfnisse Ihres Kindes! Auf plötzliche Veränderungen des Schlafes Ihres Kindes sollten Sie stets reagieren. Außergewöhnliche Situationen, wie Krankheit oder die ersten Zähne, bedürfen einer flexiblen Handhabung des Schlafrhythmus. Ein krankes Kind braucht besonders viel Nähe, Geborgenheit und Pflege. Sobald Ihr Kind aber wieder gesund ist, sollten Sie konsequent zu den alten Schlafgewohnheiten zurückkehren.	☐	☐

Sitzung 2

Erziehungsregeln für die Einschlafsituation	☺ Machen wir schon	! Sollten wir noch machen
Etablieren eines regelmäßigen Zubettgehrituals! Eine Reihe regelmäßiger, stets in gleicher Abfolge durchgeführter Handlungen (z. B. Licht löschen, Umziehen für die Nacht (auch bei Babys), Zähne putzen, Schmusen, Geschichte vorlesen) hilft dabei, den Körper bereits im Vorfeld auf die Schlafenszeit einzustimmen. Dieser regelmäßige Rhythmus gibt Ihrem Kind zu verstehen, dass es bald Zeit ist einzuschlafen. Zudem lassen sich Kinder sehr gut durch Vertrautes beruhigen. Das Ritual sollte nicht länger als 30 min dauern.	☐	☐
Ihr Kind sollte bei Müdigkeit abends umgehend ins eigene Bett gebracht werden! Das kurze Eindösen an nicht für den Nachtschlaf Ihres Kindes vorgesehenen Orten (Elternbett, Stubenwagen, Fernseher etc.) sollte vermieden werden. Bringen Sie Ihr Kind zwar schläfrig, aber noch wach ins Bett.	☐	☐
Wenn Ihr Kind schon feste Mahlzeiten bekommt, ist es wichtig, dass es kurz vor dem Zubettbringen nur leichte Lebensmittel zu sich nimmt! Ein kleiner Snack vor dem Zubettbringen (z. B. Milch mit Honig, eine Banane o. Ä.) kann aber im Sinne des Rituals hilfreich sein. Zwischen der letzten Mahlzeit und dem Zubettbringen sollte in etwa eine Stunde liegen. Mit vollem Bauch bzw. einer vollen Blase schläft keiner gut.	☐	☐
60 Minuten vor dem Zubettgehen sollte Ihr Kind nur ruhigen Aktivitäten nachgehen! Tagsüber ist Ihr Kind aktiv. Durch ruhige Beschäftigungen stellt sich Ihr Kind auf Ruhe, Regeneration und Erholung ein und kann sich so auf Müdigkeit und Schlaf vorbereiten.	☐	☐
Ihr Kind sollte abends keine aufregenden Stücke (MC, CD) anhören und nicht konzentriert spielen! Diese Aktivitäten wirken reizüberflutend. Das Gedächtnis und Gehirn Ihres Kindes laufen auf Hochtouren und sind überlastet. Dies macht wach und verhindert das Einschlafen.	☐	☐
Bringen Sie Ihr Kind möglichst abwechselnd ins Bett! Dies vermeidet zum einen, dass das Schlafengehen an eine bestimmte Person gekoppelt ist und fördert die Autonomie Ihres Kindes bzgl. des Einschlafverhaltens. Zudem erfährt Ihr Kind dadurch von Ihnen beiden Zuwendung, die nicht später durch wiederholtes Aufstehen und Quengeln »nachgebessert« werden muss.	☐	☐

Erziehungsregeln für das Durchschlafen	☺ Machen wir schon	! Sollten wir noch machen
Machen Sie kein Licht an, wenn Sie Ihr Kind nachts trösten oder wenn es wach wird und aufsteht sowie beim Wickeln und Stillen! Licht wirkt wie ein Wachmacher und beeinflusst die innere Uhr. Licht gekoppelt mit Ihrer Zuwendung wird dann außerdem von Ihrem Kind eher als Belohnung und Dunkelheit eher als Notsituation wahrgenommen	☐	☐
Wenn Ihr Kind nachts aufwacht, sollten Sie ihm nichts zu essen geben! Regelmäßiges Essen in der Nacht führt innerhalb kurzer Zeit dazu, dass der Körper von selbst nachts wach wird, weil er erwartet, »gefüttert« zu werden. Erhält Ihr Kind nach dem Alter von 6 Monaten nachts noch Milchmahlzeiten, sollten Sie die Zeitabstände zwischen den Milchmahlzeiten vergrößern, bis diese schließlich nicht mehr notwendig sind.	☐	☐
Lassen Sie nachts nicht das Fläschchen bei Ihrem Baby im Bett! Dies ist keine gute Selbstberuhigungshilfe für Ihr Kind, da das Nuckeln am Fläschchen Ohreninfektionen und Karies verursachen kann.	☐	☐
Geben Sie Ihrem Kind die Chance, Selbstberuhigungsstrategien zu erlernen! Wenn Sie Ihr Kind gerade ins Bett gelegt haben, eilen Sie nicht beim geringsten Geräusch wieder zu ihm. Lassen Sie einige Minuten verstreichen, vielleicht kann es sich bereits von alleine beruhigen. Wichtig ist hierbei, dass Sie Ihrem Kind vermitteln, dass Sie jederzeit für es da sind, wenn es Sie *wirklich* braucht.	☐	☐

Nehmen Sie sich in der nächsten Woche nochmals Zeit, um die Schlafregeln durchzuarbeiten. Welche Regeln setzen Sie bereits um und um welche müssen Sie sich noch kümmern? Suchen Sie sich zunächst drei Schlafregeln aus, welche Sie in der nächsten Woche konsequent umsetzen wollen!

Regeln zuhause nacharbeiten

1. _____

2. _____

3. _____

51

2.6   Erziehungsstrategien anwenden

Im Folgenden werden wir Ihnen vier Erziehungsstrategien vorstellen, die Ihnen als Werkzeug bei der Umsetzung gewünschter Verhaltensänderung dienen können:

1. Struktur
2. Kommunikation
3. Einigkeit
4. Konsequenz

Das »Haus des gesunden Schlafes« Diese Erziehungsstrategien lassen sich zu einem »Haus des gesunden Schlafes« zusammenfügen. ▶ **Abbildung** 8 soll Ihnen verdeutlichen, dass viele Kompetenzen notwendig sind, damit das Haus solide steht.

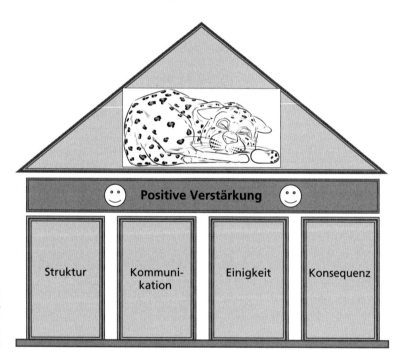

Abb. 8:
Das »Haus des gesunden Schlafes« (in Anlehnung an Kahn 2001)

2.6.1   Struktur

Über die Bedeutung von Ritualen haben wir bereits in Sitzung 1 sehr ausführlich gesprochen. Zusammenfassend kann man sagen, dass Zubettgehrituale, Regeln und Grenzen Verlässlichkeit und Sicherheit vermitteln. Wenn das Abendritual immer gleich abläuft, werden dessen einzelne Elemente zu Hinweisen für die jeweils folgenden Ereignisse.

Ziel ist es, dass Ihr Kind z. B. bereits nach dem Abendessen weiß, wie der Abend weiter verlaufen wird, z. B.: Abendessen, Tagesrückblick, Zähneputzen, Kuscheln, Einschlafgeschichte, Beten, Schlafen.

So entsteht irgendwann eine verlässliche Kette von Handlungen und Ereignissen, die schließlich im Schlafen mündet. Achten Sie darauf, dass das Verhalten von positiven Lernverknüpfungen und positiven Resultaten (= positive Verstärkung erwünschten Verhaltens) geprägt ist. Belohnen Sie Ihr Kind daher stets für erwünschtes Verhalten. Belohnen Sie stets zeitnah zum gezeigten positiven Verhalten, da Kinder die Verbindung von Verhalten und einer später erfolgenden Konsequenz nur schlecht herstellen können. Halten Sie sich bei der Einführung von mehr Struktur in Ihren Familienalltag an die in Sitzung 1 vorgestellten Elemente Tagesrückblick, Rituale, Einschlafgeschichte und an die in dieser Sitzung vorgestellten Einschlafregeln für einen gesunden Schlaf.

2.6.2 Kommunikation

Es ist von entscheidender Bedeutung, dass Sie über alles, was Sie in Bezug auf das Schlafen und damit verbundene Umstände unternehmen wollen, mit Ihrem Kind sprechen – und zwar **bevor** etwas Neues eingeführt wird; vorausgesetzt natürlich, Ihr Kind ist alt genug, Ihren Ausführungen zu folgen. Dazu sollten Sie sich zuvor klar sein, was genau Sie von Ihrem Kind erwarten und welche Konsequenzen Sie einsetzen werden, wenn Ihre Erwartung nicht erfüllt wird. Finden Sie möglichst verhaltensnahe Formulierungen für Ihre Erwartungen und Konsequenzen. Nur so können Sie davon ausgehen, dass Ihr Kind die Folgen seines Handelns begreift und sich dementsprechend verhalten wird.

Suchen Sie Situationen mit möglichst wenig Ablenkung, damit Ihr Kind seine Aufmerksamkeit voll auf Ihre Erklärungen richten kann. Machen Sie deutlich, was Sie verändern wollen und was Sie von Ihrem Kind erwarten. Erklären Sie dabei die neuen Abläufe und Regeln genau. Stellen Sie genauso klar, wie Sie sich verhalten werden und welche Konsequenzen bestimmtes Verhalten Ihres Kindes haben wird. Auch hier kann es sehr hilfreich sein, mit Visualisierungen zu arbeiten. Malen Sie ein Schild oder beschriften Sie eine Tafel mit den neuen Regeln. Für Ihr Kind ist diese spielerische Umsetzung motivierend und erleichtert das Verständnis.

Kind mit einbeziehen

Ruhig bleiben

Gerade Situationen rund ums Zubettgehen und Schlafen sind für viele schwierig, daher können Suggestionen und die im Trainingsprogramm eingesetzten *Selbstimaginationsübungen* helfen, Ihre Fähigkeiten im Umgang mit Stresssituationen zu verbessern. Ebenso kann Ihnen Ihr persönlicher Mut-Mach-Spruch (▶ **Sitzung 4**) dabei helfen, in stressreichen Situationen einen kühlen Kopf zu bewahren.

Ruhe überträgt sich auf das Kind

Imaginationsübung anwenden

Sitzung 2

Kritik angemessen äußern

Kritik unmittelbar äußern

Für angestrebte Veränderungen ist es wichtig, Kritik angemessen zu äußern. Dabei sollten Sie auf die Formulierung achten und die Kritik immer unmittelbar anbringen. Nur so können Kinder den Zusammenhang zwischen negativer Verhaltensweise und darauf folgender negativer Konsequenz erleben. Natürlich gibt es im Alltag ständig Situationen, in denen Sie Ihr Kind kritisieren müssen, wenn es Grenzen nicht akzeptiert oder Regeln nicht befolgt.

Es gibt verschiedene Möglichkeiten und Strategien, diese Zurechtweisungen zu äußern. Als Basis sind folgende Grundregeln wichtig:

Grundregeln für Kritik

> **Eltern**
>
> - Bringen Sie die Kritik *unmittelbar* nach dem Vorfall an.
> - Halten Sie *Blickkontakt*.
> - Sprechen Sie mit ruhiger Stimme, aber *deutlich*.
> - Seien Sie *konsequent*, geben Sie nicht nach, diskutieren Sie nicht.
> - Verwenden Sie *Ich-Botschaften*. (Bsp. »Ich fand das nicht gut.«)
> - Kritisieren Sie *eine bestimmte* Verhaltensweise und nicht das Verhalten im Allgemeinen, oder das Kind als Person. Dies bedeutet, dass Wörter wie »immer« oder »typisch« vermieden werden sollen. Sprechen Sie stattdessen konkret an, was Sie am Verhalten stört und was Sie vom Kind erwarten. (Bsp. »Hör jetzt mit dem Spielen auf.« »Zieh jetzt deinen Schlafanzug an.«)

Wirkungsvolle Aufforderungen

Kindern fällt es am Ende des Tages oder auch in der Nacht oft schwer, ins Bett zu gehen. Häufig haben Sie das Gefühl, etwas zu verpassen oder wollen einfach bei den Eltern oder älteren Geschwistern bleiben. Im Allgemeinen ist es wichtig, dass Kinder einer Aufforderung auch nachkommen. Wie können Sie eine *wirkungsvolle Aufforderung* geben? Hierzu ist es notwendig, dass Sie Ihrem Kind klare und direkte Anweisungen mit ruhiger Stimme geben. Bevor Ihr Kind Ihrer Aufforderung folgen kann, sollten Sie es erst seine Tätigkeit beenden lassen bzw. ihm die Möglichkeit geben, Ihre Anweisung zu registrieren und seine aktuelle Handlung zu unterbrechen, um die Aufgabe umzusetzen. Geben Sie darauf Acht, dass Ihre Aufforderungen verständlich formuliert sind. Als sinnvolles Vorgehen hat sich beim Geben von Anweisungen folgender Ablauf erwiesen:

Eltern

1. *Aufmerksamkeit herstellen*: Stellen Sie die Aufmerksamkeit Ihres Kindes z. B. durch Blick- oder Körperkontakt sicher.
2. *Klare Aussagen*: Sagen Sie Ihrem Kind genau, was es tun soll (»Tom, hör' auf das Bilderbuch anzuschauen …«) und sagen Sie ihm auch, was es stattdessen tun soll (»Tom, hör' auf das Bilderbuch anzuschauen und komm zum Zähne putzen.«).
3. *Zeit lassen*: Lassen Sie Ihrem Kind Zeit (einige Minuten), Ihre Aufforderung zu befolgen und bleiben Sie so lange in der Nähe.
4. *Loben*: Loben Sie Ihr Kind, wenn es Ihrer Anweisung nachkommt.
5. *Wiederholen*: Reagiert Ihr Kind nicht, wiederholen Sie die Anweisung.
6. *Wenn-dann-Satz*: Reagiert Ihr Kind noch immer nicht, formulieren Sie einen »Wenn-dann-Satz« und setzen Sie gegebenenfalls die angekündigte Konsequenz, ohne vorherige Diskussion, um.

Ablauf zum wirkungsvollen Auffordern

Zu beachten ist dabei:

Eltern

- Kündigen Sie nur Konsequenzen an, die Sie auch durchsetzen können, sonst werden Sie leicht unglaubwürdig.
- Aufforderungen sind Aufforderungen, keine Bitten oder Fragen.
- Nutzen Sie logische Konsequenzen, die sich auf direkt darauffolgende Ereignisse beziehen, z. B. »Wenn du jetzt nicht Zähne putzt, haben wir weniger Zeit und können dann kein Buch mehr anschauen.« Drohen Sie nicht unüberlegt mit irgendwelchen Dingen, wie z. B. »Wenn du jetzt nicht Zähne putzt, darfst du morgen nicht zu Oma.« Dies ist willkürlich.
- Geben Sie nur eine Aufforderung auf einmal. Gibt es mehrere Dinge, machen Sie lieber einzelne kleine, überschaubare Schritte daraus.
- Bleiben Sie nach Aussprechen der Aufforderung und während der Ausführung in der Nähe des Kindes – als Kontrolle, ob Ihr Kind die Aufforderung auch ausführt.
- Üben Sie Aufgaben, die abends klappen sollen, bereits am Nachmittag mit Ihrem Kind. Ihm wird somit klar, was in bestimmten Situationen von ihm erwartet wird.
- Achten Sie beim wirkungsvollen Auffordern auf Ihre Stimme. Kinder merken schnell durch die Art, wie Sie etwas sagen, ob Sie es ernst meinen oder ob es noch »Verhandlungsspielraum« gibt. Stellen Sie sich vor, Sie würden Ihrem Kind erklären, dass man beim Adventskalender jeden Tag nur ein Türchen aufmachen darf: deutlich und bestimmt. In diesem Fall wären Sie sich sicher, dass es keinen Spielraum gibt. Stellen Sie auf diese Art auch andere Aufforderungen.

Hinweise zum wirkungsvollen Auffordern

Sitzung 2

Der Unterschied zwischen Negativ- und Positivformulierungen

Negativformulierungen sagen nur etwas darüber aus, was man nicht will. Aber nichts darüber, wie es stattdessen sein soll. Daher sind Positivformulierungen sinnvoll, denn sie beinhalten eine positive Handlungsanweisung. So zwingen Sie sich auch selbst, ganz konkret und nah an der Problematik auf der Verhaltensebene zu bleiben und dort konkrete, verhaltensnahe Veränderungsziele zu finden, die realistisch und umsetzbar sind.

> **Eltern**
>
> Versuchen Sie bei der Formulierung von *Veränderungswünschen* möglichst viele *»Positivformulierungen«* zu verwenden!

Beispiele

Beispiele verschiedener Formulierungen	Negativformulierung	Positivformulierung
	»Du kannst jetzt nicht mehr malen, du musst jetzt ins Bett!«	»Räume die Stifte weg, dann können wir kuscheln und dann geht's ins Bett.«
	»Immer das Gleiche – nie hörst du auf mich, wenn ich sage, du sollst zum Zähneputzen kommen!«	»Komm jetzt gleich zum Zähneputzen, dann können wir noch eine Geschichte lesen – jetzt aber schnell!«
	»Deine Schreierei macht einen ganz fertig. Hör endlich auf damit.«	»Komm, jetzt beruhige dich. Alles ist gut, ganz ruhig.«

2.6.3 Einigkeit

Gerade bei Schlafgewohnheiten ist es wichtig, dass beide Eltern an einem Strang ziehen, daher brauchen Sie Einigkeit …

Einigkeit bzgl. des Änderungsbedarfs als Voraussetzung

… hinsichtlich des Änderungsbedarfs
Wenn beide Eltern der Überzeugung sind, dass die Situation im Zusammenhang mit der Schlafproblematik geändert werden muss, ist ein großer Schritt in Richtung Besserung bereits getan. Umgekehrt sind die Aussichten auf Erfolg gering, wenn sich ein Elternteil der Notwendigkeit von Änderungen entgegenstellt. Einigkeit in diesem Punkt ist also eine wichtige Voraussetzung.

Einigkeit bzgl. der Maßnahme als zweiter Schritt

… hinsichtlich der zu ergreifenden Maßnahmen
Wenn Punkt 1 zutrifft, beide Eltern also etwas verändern wollen, müssen sie sich auf eine Strategie einigen. Beide müssen mit dem geplanten

Vorgehen einverstanden sein, sonst ergeben sich die gleichen Probleme wie bei Punkt 1.

... gegenüber Ihrem Kind
Ziehen Sie im Verhalten gegenüber Ihrem Kind an einem Strang und vertreten Sie gemeinsam, was Sie erreichen wollen. Das bedeutet nicht ein »Verbünden« gegen das Kind! Sondern Sie drücken durch Ihre Einigkeit die Bedeutung aus, die Ihr Anliegen hat und Sie geben Ihrem Kind Sicherheit. Umgekehrt weiß Ihr Kind nicht, was es glauben, denken und tun soll, wenn es widersprüchliche Signale von Ihnen erhält. Das führt zu Verwirrung und Unsicherheit und würde eher neue Schwierigkeiten schaffen, als alte beheben.

▶ **Abbildung 9** verdeutlicht, inwiefern diese verschiedenen Aspekte der Einigkeit Voraussetzung füreinander sind und wie die Erfolgswahrscheinlichkeit zu- und die Misserfolgswahrscheinlichkeit abnimmt, je mehr Einigkeit gegeben ist.

Einig sein und Einigkeit demonstrieren

Grafik Einigkeit

Sitzung 2

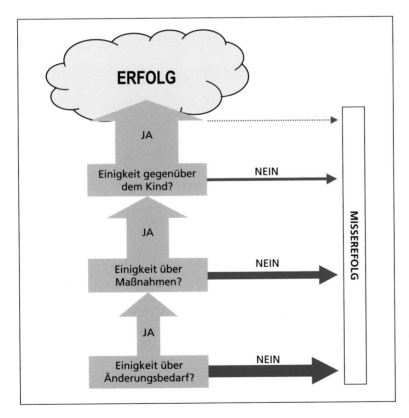

Abb. 9:
Einigkeit auf verschiedenen Ebenen als Vorausetzugn für Erfolg beim Umgang mit Schlafproblemen

2.6.4 Konsequenz

Viele Eltern haben Angst, zu streng zu sein, wenn sie bestimmte Maßnahmen durchsetzen oder ihrem Kind etwas verwehren. Im Folgenden soll deutlich werden, weshalb elterliche Konsequenz außerordentlich wichtig und entwicklungsfördernd für Kinder ist. Durch Konsequenz lernen Kinder, wo es hingeht. Konsequenzen sind Leitlinien für die Entwicklung. Regeln und Grenzen und die damit verbundenen Konsequenzen sind wichtige Bausteine für eine gesunde Entwicklung. Konsequenz gibt Ihrem Kind Halt und Orientierung und hilft ihm, sein eigenes Verhalten zu steuern.

Ein Nein sollte nur gesagt werden, wenn es ein Nein bleiben kann

Konsequent zu sein bedeutet nicht, starr Regeln durchzusetzen, sondern situationsangemessen zu reagieren, d. h., ein bestimmtes Verhalten hat in einer bestimmten Situation immer dieselbe Konsequenz: Wenn Sie eine heiße Herdplatte anfassen, wird es immer wehtun; wäre es nicht so, hätten Sie nicht so gut gelernt, den Kontakt dazu zu vermeiden. Konsequent zu sein bedeutet auch nicht, zu allem und immer »Nein« zu sagen, sondern zu Dingen »Nein« zu sagen, die nicht möglich oder wirklich nicht erwünscht sind. Dabei ist es dann sehr wichtig, bei dem »Nein« zu bleiben und nicht nachzugeben. Wünsche, die realistisch sind, können und sollen erfüllt werden, z. B. wenn Ihr Kind beim Spielen Ihre Unterstützung braucht und Sie keine Zeit haben, sagen Sie lieber »Ich muss das hier zu Ende bringen und dann kann ich mit dir spielen«, anstelle von »Nein«. Denn wenn Sie später doch noch mit ihm spielen, wird es merken, dass Sie sich selbst nicht an Ihre Aussagen halten und warum sollte Ihr Kind sich dann darauf verlassen oder sich daran halten? Überlegen Sie sich deshalb, bevor Sie »Nein« sagen, ob Sie bei »Nein« bleiben können und ob ein »Nein« sinnvoll ist.

Bedeutung für den Schlaf

Auf das Thema »Schlaf« bezogen lässt sich dies so ausdrücken: Kinder durchlaufen von Geburt an bis zum Erwachsensein einen grundlegenden Prozess: von der völligen Abhängigkeit als Neugeborenes bis zur Selbstständigkeit. Ihre Aufgabe als Eltern ist es, Ihr Kind Schritt für Schritt beim Erwerb der Selbstständigkeit zu unterstützen. Fördern Sie zunächst die Fähigkeit Ihres Kindes, sich selbst zu beruhigen und wieder einzuschlafen. Dies hilft dabei, später zu lernen, alleine in einem Zimmer zu schlafen.

Konsequente Grenzen geben Sicherheit und Stabilität

Kinder brauchen Unterstützung von außen, um ihren Platz in der Welt und der Familie zu finden. Grenzen, die gesetzt werden, geben Sicherheit. Zunächst wird häufig dagegen angerannt. Jedoch werden Stabilität und Sicherheit nur vermittelt, wenn die Strukturen Bestand haben. Etwas, gegen das man anrennen und rebellieren kann, ist etwas, das Schutz und Sicherheit gewährt, wenn die Grenzen stabil bleiben! Sie sind die Vertrauensperson, auf die sich Ihr Kind verlassen kann, die es für das Großwerden braucht.

> **Eltern**
>
> Durch Ihre *Konsequenz* zeigen Sie Ihrem Kind den Weg zum selbstständigen Handeln – *wie ein Kompass!*

Natürliche Konsequenzen

Besonders wirkungsvoll im Erziehungsverhalten ist der Einsatz von natürlichen Konsequenzen. Folgendes Beispiel soll das zugrundeliegende Prinzip dieser Art von Konsequenzen verdeutlichen:

Sie möchten mit dem Zug verreisen, kommen aber zu spät am Bahnhof an. Die Konsequenz ist, dass der Zug schon abgefahren ist. Vermutlich werden Sie sich sehr darüber ärgern und wollen Ihr Verhalten das nächste Mal ändern. Bei der nächsten Reise werden Sie sich mit großer Wahrscheinlichkeit Mühe geben, pünktlich am Bahnhof zu sein und den Zug zu erwischen.

Es ist wichtig, möglichst häufig auf natürliche Konsequenzen zurückzugreifen (dies ist allerdings nicht immer möglich). Sie erreichen damit, dass Ihr Kind Sie nicht als willkürlich strafend wahrnimmt. Natürliche Konsequenzen folgen auf das Verweigern einer Anweisung oder auf die Nichteinhaltung von Regeln und lassen sich meist aus der Situation ableiten.

Ihr Kind spielt beim Zubettgehen mit seiner Trinkflasche und wirft sie zu Boden. Sie heben die Trinkflasche auf und fordern es auf, daraus zu trinken, ohne zu spielen. Aber das Spiel geht von vorne los. Jetzt ist Schluss! Sie werden ärgerlich und sagen deutlich und nachdrücklich, dass Sie die Flasche nun ein letztes Mal aufheben. Wird die Flasche wieder zu Boden geworfen, nehmen Sie sie weg. Damit die Konsequenz wirkt, darf Ihr Kind nun in dieser Situation wirklich keine Flasche mehr bekommen. Das nächste Mal wird sich Ihr Kind nicht mehr darauf verlassen, dass Sie die Flasche ja doch wieder aufheben.

Die Konsequenz auf ein Fehlverhalten ist am effektivsten, wenn sie zeitlich auf wenige Minuten begrenzt ist. Im Wiederholungsfall kann die Konsequenz wie im Beispiel entsprechend verlängert werden. Eine Dauer zwischen 5–30 Minuten sollte reichen, je nach Vorfall und Alter des Kindes.

Es gibt verschiedene Arten von natürlichen Konsequenzen, die unterschiedlich zum Einsatz gebracht werden können.

Marginalien:

Natürliche Konsequenzen

Wirkung einer willkürlichen Bestrafung vermeiden

Beispiel: Wird der Tee verschüttet, ist die Tasse leer

Verschiedene Arten natürlicher Konsequenzen

Seitenmarginalie: Sitzung 2

59

Verschiedene Arten natürlicher Konsequenzen:

Wiedergutmachung

1. Das Kind soll nach einem Fehlverhalten zur *Wiedergutmachung* beitragen.

   Bsp.: Verhält sich das Kind grob gegenüber dem kleinen Geschwisterchen, soll es helfen, das weinende Baby zu trösten. Wirft das Kind aus Wut seine Kiste mit Bausteinen um, soll es diese ohne große Hilfe der Eltern wieder aufräumen.

Ausschluss

2. Das Kind wird nach einem Fehlverhalten kurzfristig von einer Tätigkeit ausgeschlossen.

   Bsp.: Wenn sich beim Zubettbringen eines Geschwisterpaares eines der Kinder querstellt und sich nicht an die Regeln halten will, darf es nicht an der allabendlichen Gute-Nacht-Geschichte teilnehmen.

Vorenthaltung

3. Dem Kind wird bei Nicht-Erfüllung seiner Aufgaben etwas Positives *vorenthalten.*

   Bsp.: Wenn ein einjähriges Kind noch gestillt wird und der Mutter wiederholt in die Brustwarze beißt, dann wird das Stillen abgebrochen. Wenn sich das Kind sträubt, ins Bett zu gehen, fallen die extra Kuscheleinheiten weg, die elterliche Nähe und Aufmerksamkeit ist auf das Minimum beschränkt.

Einschränkung

4. Das Kind wird in seiner Freiheit nach einem Fehlverhalten *eingeschränkt.*

   Bsp.: Wenn sich das Kind nicht an den vereinbarten Ablauf des Zubettgerituals hält, darf es sich vorübergehend nicht aktiv an den einzelnen Elementen beteiligen, wie z. B. die Gute-Nacht-Geschichte auswählen.

2.6.5 Integration der vermittelten Erziehungsstrategien

Das »Haus des gesunden Schlafes«

▶ **Abbildung 10** soll Ihnen nochmals als Erinnerungsstütze dienen, damit die vermittelten Strategien erfolgreich in Ihren Familienalltag integriert werden können.

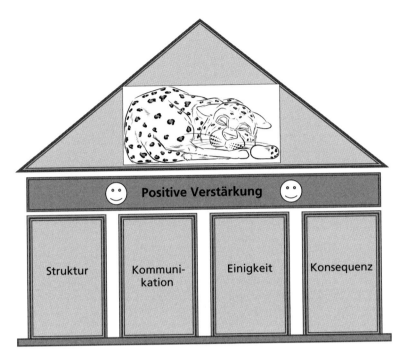

Abb. 10:
Das »Haus des
gesunden Schlafes«
(in Anlehnung an
Kahn 2001)

2.6.6 Kreatives Problemlösen

Hier steht im Vordergrund, dass Eltern selbst lernen, Probleme in der Familie kreativ und individuell zu lösen. Einige Beispiele verdeutlichen, wie man schwierige Situationen schon von vornherein entschärfen kann bzw. wie man auch ohne Strafandrohung auf Problemverhalten reagieren kann.

Ein wichtiges Anliegen unseres Eltern-Schlaftrainings ist es, für jede Familie individuelle Lösungen zu finden und nicht nur »Standardlösungen« anzubieten. Es ist sinnvoll und wichtig, dass jede Familie eigene Lösungen erarbeitet, die für die jeweilige Familiensituation passend sind. Wir wollen Ihnen helfen, IHRE Ziele zu verwirklichen.

Wichtig ist es, beim Finden von individuellen Lösungen selbst kreativ zu sein. Dies ermöglicht Ihnen, nicht immer nur mit Strafe oder einer Strafandrohung auf Problemverhalten zu reagieren, sondern hilft oft, schon von vornherein eine Situation zu entschärfen bzw. zu verändern.

Im Folgenden haben wir einige Beispiele für kreatives Problemlösen zusammengestellt, die Ihnen auch für eigene Probleme als Anregung dienen können.

Die »schusselige« Ente Emma
Die kleine Sofie (2,5 Jahre) weigert sich abends oft, ihre Zähne putzen zu lassen. Doch wer steht denn da eines Abends plötzlich neben ihrem Zahnputzbecher? Eine quietschgelbe neue Badeente namens Emma.

Kreatives Problem-
lösen bevor Straf-
androhung nötig ist

Individuelle und
kreative Anpassung,
um die Ziele zu
erreichen

Die schusselige Ente
Emma für konflikt-
freies Zähneputzen

61

Emma isst unheimlich gern Schokolade und deshalb will Sofies Mutter ihr die Zähne putzen. Doch was ist das? Unter lautem Protest und heftigem »Schnabelzuhalten« gelingt es der Mutter nicht, Emma die Zähne zu putzen. Die Mutter fragt Sofie, ob sie dieser »schusseligen« Ente nicht zeigen könnte, wie man richtig Zähne putzt. Klar kann Sofie das! Ganz stolz zeigt Sofie der Ente, wie man den Mund schön weit aufhält, sich die Zähne putzen lässt, sich richtig den Mund ausspült und dann abtrocknet. Seit Emma die neue Badbewohnerin ist, gibt es keine Probleme mehr beim abendlichen Zähneputzen.

Der Wettkampf für problemloses Schlaf-anzuganziehen

Der Wettkampf – für die Größeren

Konrad (4,5 Jahre) trödelt jeden Abend herum. Seine Eltern müssen ihn immer mehrmals auffordern, bis er sich endlich erbarmt und sich auszieht, um dann den Schlafanzug anzuziehen. Da hat Konrads Vater eine gute Idee. »Hey, Konrad! Wetten, dass ich meinen Schlafanzug schneller anziehen kann als du?«, ruft der Vater. »Niemals!«, schreit Konrad. Um einen fairen Wettkampf zu haben, werden beide Schlafanzüge (die Konrad in Windeseile zusammensucht) aufs Bett gelegt. Auf die Plätze, fertig, los! Ganz schnell schlüpfen Konrad und der Vater in den jeweiligen Schlafanzug. Es wird ein spannendes Kopf-an-Kopf-Rennen – und Konrad gewinnt natürlich ganz knapp! Dieser abendliche Wettkampf wurde lange Zeit ein richtiges Ritual und von trödeln beim Anziehen war jetzt wirklich keine Rede mehr. Eine weitere Möglichkeit ist es, Punkte (oder lachende Gesichter) für den jeweiligen Sieger zu verteilen, die man sammeln kann und z. B. nach einer Woche gegen ein kleines Geschenk eintauschen kann.

Der Wettkampf für einen problemlosen Gang ins Bad oder Bett oder zum Schlaf-anzuganziehen

Der Wettkampf – für die Kleineren

Bei kleineren Kindern kann das »Wettkampf-Prinzip« auch anders zum Einsatz kommen: Kann das Kind seinen Schlafanzug noch nicht selbst anziehen, kann das Ziel des Wettkampfs auch so aussehen, dass der Sieger der Erste im Bad/Bett ist. Eine eingängige Parole, wie »1, 2, 3, ich bin dabei!«, kann beispielsweise den Startschuss geben. Eine andere Möglichkeit ist das »Schlafanzug-Versteck-Spiel«: Sie suchen gemeinsam mit Ihrem Kind das komplette Zimmer, auch an den absurdesten Plätzen, nach dem Schlafanzug ab. Dabei guckt ein Zipfel des Schlafanzugs deutlich sichtbar unter dem Kopfkissen hervor. Dieses Spiel ist auch hervorragend geeignet, wenn Ihr Kind Angst vor Monstern hat: Durch das gemeinsame Absuchen des Raumes ist klar, dass sich kein Monster im Zimmer versteckt hält. Wie denn auch, das laute Lachen hätte auch das gefährlichste und größte Monster vertrieben.

Die Sicherheitsschnur für eine leichtere Lösung vom Eltern-bett

Die Sicherheitsschnur

Klara (3 Jahre) hat nachts oft Angst in der Dunkelheit, wenn sie erwacht. Deshalb wurde die »rote Sicherheitsschnur« eingeführt. Diese ist am Handgelenk der Mutter befestigt und reicht bis zu Klaras Bett. Wenn sie nachts Angst hat, kann sie einfach an der Schnur ziehen und die Mama kommt zu ihr. Hierdurch wird das Muster aus Angst und Schreien nach der Mutter unterbrochen. Klara fühlt sich beschützt, da eine Verbindung zur Mutter besteht. Seitdem es die Sicherheitsschnur gibt, sind die Eltern wieder ungestört in ihrem Schlafzimmer.

Falls das Kind die Sicherheitsschnur zu häufig benutzt, führen Sie folgenden Zusatz ein: Zu Beginn ist die Sicherheitsschnur zwar dick und reißfest, ihre Strapazierfähigkeit pro Nacht ist aber dennoch eingeschränkt. Um sie zu schonen, bekommt Klara für jede Nacht fünf Schlafsterne (oder Kugeln, bunte Becher etc). Bei jeder Betätigung der Schnur muss sie einen Schlafstern abgeben. Sind alle Schlafsterne vergeben, ist die Schnur zu schwach, um die Mama zu wecken. Hat Klara hingegen am nächsten Morgen noch Schlafsterne übrig, so kann sie diese gegen eine kleine Überraschung eintauschen. Die Anzahl der Schlafsterne kann dann langsam reduziert werden mit der Begründung, dass Klara ja nun viel älter sei. Beispielsweise pro Woche einen Stern weniger.

> **Tipp**
> Die Schnur so lang lassen, dass Sie wirklich nur durch bewusstes Ziehen geweckt werden. Sie sollten darauf achten, dass sich das Kind nicht in der Schnur verheddern oder anderweitig damit in Gefahr bringen kann. Das Ausrollen der Schnur kann ins Abendritual eingebaut werden. Nach unserer Erfahrung nutzen die Kinder die Sicherheitsschnur selten bis nie. Allein das Wissen, dass sie durch die Sicherheitsschnur Kontakt zu den Eltern haben, beruhigt die Kinder und hilft, Ängste zu reduzieren.

Der Wunschtraum

Marco (4 Jahre) möchte abends nicht einschlafen. Tausend andere Dinge wären noch viel spannender. Doch nun wird ein neues »Ins-Bett-geh-Ritual« eingeführt: Die Mutter flüstert Marco drei bis fünf Wörter ins Ohr, die in seinem Traum heute Nacht vorkommen sollen. Neugierig und gespannt auf seinen Traum legt sich Marco schnell ins Kissen und kann es kaum mehr erwarten, seinen Traum zu träumen.

Weitere Ideen

→ Für »*Suppenkasper*«: Essen ansprechend gestalten: Eine Salamischeibe als Gesicht, ein Viertel Gurkenscheibe als Mund und zwei Möhrenscheiben als Augen. So kreativ schmeckt sogar Gemüse!

→ Zum Schnullerabgewöhnen: *die Schnullerfee*: Erzählen Sie dem Kind, das seinen geliebten Schnuller nicht abgeben möchte, die Geschichte von der Schnullerfee. Die Kinder können abends ihren Schnuller auf die Fußmatte vor der Haustür legen. Wenn sie dann ohne Schnuller einschlafen, kommt nachts die Schnullerfee angeflogen, nimmt den Schnuller mit und hinterlässt ein Geschenk auf der Fußmatte, das das Kind am nächsten Morgen erhält.

Der Wunschtraum für ein attraktives Einschlafen

Sitzung 2

→ Die *Anziehstraße*: Legen Sie aus den Anziehsachen schon am Abend vorher eine Straße: Unterhose, Unterhemd, Strümpfe, Hose, T-Shirt oder Pulli. Ein super Spaß für Kinder, die sich schon alleine anziehen können, dazu aber manchmal keine Lust haben.

→ Es gibt auch viele gute Kinderbücher, die Ihnen bei Erziehungsproblemen helfen:

- »Jolinchen geht zum Arzt«
- »Kirsten Boie erzählt vom Angsthaben«
- Die Geschichte von der »Schlaffee« (»sleep fairy«)
- Das Zahnputzbuch »Karius und Baktus«

2.6.7 Übung für Sitzung 2: »Neue Erziehungs- strategien«

Gehen Sie die Erziehungsstrategien nochmals durch. Suchen Sie eine Situation aus, die mit dem Schlaf- oder Zubettgehverhalten Ihres Kindes zu tun hat und die Sie als schwierig empfinden. Gehen Sie für diese Situation die folgenden Fragen Schritt für Schritt durch. Formulieren Sie für diese Fragen jeweils Ihr Ziel (auf positive Formulierung achten!). Benutzen Sie hierfür dieses Arbeitsblatt. Es ist außerdem sehr sinnvoll, diese Schritte in Zukunft auch auf andere Situationen anzuwenden.

 Beantworten Sie bitte die folgenden Fragen bis zur nächsten Sitzung (3). *(Es folgt nach der Aufgabenbeschreibung noch eine Bearbeitungshilfe mit Beispielen.)*

Was will ich ändern?

_____

_____

_____

_____

_____

Wie bespreche ich dies mit meinem Partner?

_____

_____

_____

Was ist bei dieser Veränderung ein realistisches Ziel?
Welches eventuelle Teilziel hat dabei die oberste Priorität?

_____

_____

_____

Wie sagen wir es unserem Kind?

_____

_____

_____

Was tun wir tatsächlich, um unser Ziel zu erreichen? Wie sieht die Umsetzung konkret aus?

_____

_____

_____

Wie unterstützen wir unser Kind wahrnehmbar dabei, das Ziel zu erreichen?

_____

_____

_____

Wie sorgen wir dafür, dass wir auch dabeibleiben und unsere Veränderung Bestand hat? Wie schaffen wir es, konsequent hinsichtlich dieser Veränderung zu bleiben?

_____

_____

_____

Beispiel zu dieser Übung
Was will ich ändern?
Dass Rebecca sich nicht mehr mit Händen und Füßen gegen das Zubettgehen wehrt und ohne übermäßige Hilfe einschläft. → (Negativformulierung)
   = _Rebecca soll sich an das vereinbarte Zubettgehritual halten und rasch danach ohne weitere Unterstützung einschlafen._ → (Positivformulierung)

Wie bespreche ich dies mit meinem Partner?
Ich teile ihm diesen Veränderungswunsch mit und bespreche, dass dieses Vorhaben nur klappt, wenn wir uns beide darin einig sind, dies auch gemeinsam so durchzuhalten.

Was ist bei dieser Veränderung ein realistisches Ziel? Welches eventuelle Teilziel hat dabei die oberste Priorität?
Wir überlegen gemeinsam, dass es am Anfang ein realistisches Ziel wäre, mit Rebecca gemeinsam ein verbindliches Zubettgehritual zu vereinbaren. Hierzu gehört auch eine maximale Anzahl an Gute-Nacht-Geschichten und ein klares Ende des Rituals. Teilziel ist die Verminderung der Zeit vom Einläuten der Schlafenszeit bis zum tatsächlichen Einschlafen.

Wie sagen wir es unserem Kind?
Wir fragen Rebecca, was sie denn am liebsten vor dem Schlafengehen machen würde und versuchen, ihre Wünsche bei der Gestaltung des Zubettgehrituals mit zu berücksichtigen. Ebenso nehmen wir gemeinsam mit Rebecca eine kleine Umgestaltung ihres Schlafplatzes vor, damit sie diesen Ort als einen angenehmen, privaten Rückzugsort zu schätzen lernt. Wir erklären Rebecca, wie wichtig Schlafen für alle Menschen ist.

Was tun wir tatsächlich, um unser Ziel zu erreichen? Wie sieht die Umsetzung konkret aus?
Das Hauptproblem wird sein, dass wir zu müde sein werden, um uns gegen Rebeccas Ablenkungsmanöver zu wehren und deshalb die Gefahr besteht, dass wir nachgeben und Rebecca das Einschlafen trotzdem weiterhin hinauszögert. Deshalb haben wir uns überlegt, uns dabei abzuwechseln, Rebecca mit dem selben Zubettgehritual ins Bett zu bringen, damit klar ist, wer geht und wir Eltern nicht erst selbst darüber diskutieren müssen.

Gemeinsam mit Rebecca haben wir uns überlegt, in einen Kalender jedes Mal am Morgen Pluspunkte in Form von Aufklebern einzukleben, wenn Rebecca abends anstandslos ins Bett gegangen ist. Für fünf Pluspunkte hintereinander vereinbaren wir gemeinsam eine Belohnung.

→ *Plan A:*
  Falls Rebecca das erste Mal Anstalten macht, das Zubettgehritual hinauszuzögern, verliert sie das Auswahlrecht der Gute-Nacht-Geschichte.
→ *Plan B:*
  Falls Rebecca daraufhin immer weiter den Ablauf des Zubettgehrituals stört, wird ihr an diesem Abend die Gute-Nacht-Geschichte ganz gestrichen.
→ *Plan C:*
  Verweigert Rebecca trotz der bereits eingesetzten negativen Konsequenzen das Zubettgehen, wird sie auch am nächsten Abend keine Gute-Nacht-Geschichte vorgelesen bekommen.

66

> Wie unterstützen wir unser Kind konkret dabei, das Ziel zu erreichen? *Wir ermutigen Rebecca, sich an die Regeln des Zubettgehrituals zu halten und erinnern sie immer wieder an die positiven Konsequenzen, die eine stressfreie Zubettgehzeit nach sich zieht. Wir sagen ihr, dass wir es ihr zutrauen, dass sie gut alleine einschlafen kann.*
>
> Wie sorgen wir dafür, dass wir auch dabei bleiben und unsere Veränderung Bestand hat?
> Wie schaffen wir es, konsequent hinsichtlich dieser Veränderung zu bleiben?
> *Wir als Eltern vereinbaren, dass wir das Ganze mindestens einen Monat lang bewusst umsetzen möchten. Gleichzeitig wissen wir, dass wir mit Rebeccas Protest zu rechnen haben, aber darauf immer nur so reagieren wollen, dass wir sagen:* »Rebecca, es gibt keinen Grund, nicht ins Bett zu gehen, denn jeder Mensch muss schlafen. Du weißt, wir sind für dich da und bringen dich ins Bett, das Einschlafen hat doch schon oft problemlos geklappt.« *Wenn das nichts hilft und Rebecca schreit, sagen wir ihr, dass wir jetzt noch zwei Minuten da bleiben und dann wieder zurückgehen werden, denn es sei alles in Ordnung, es gebe keinen Grund noch mehr Geschichten zu hören, oder weitere Wünsche zu erfüllen ... erst morgen wieder.*
>
> *Für den Fall, dass einer von uns nachzugeben droht, vereinbaren wir ein geheimes Zeichen, mit dem der andere den Partner darauf hinweist, dies nicht zu tun. Falls einer von uns von unserer Vereinbarung abweichen möchte, vereinbaren wir, dass dies nur in Absprache mit dem Partner geschehen darf.*

2.7 Praktische Anwendung positiver Verstärkung

Ein Belohnungssystem in Form von Punkten eignet sich am besten, um Kindern eine direkte Rückmeldung zu einem erwünschten Verhalten zu geben (mehr dazu später). Dazu empfiehlt sich: Je jünger die Kinder sind, desto größer und bunter sollten die Aufkleber/Punkte sein.

2.8 »Kalimba als Schlafwichtel« für kleinere Kinder

Kalimba als
Schlafwichtel

Falls Ihr Kind noch zu klein ist, um den zeitlichen Rahmen und die Bedeutung eines solchen Bonussystems zu begreifen, können Sie auch auf unmittelbarere Belohnungen zurückgreifen: Verläuft das allabendliche Zubettgehritual reibungslos, bringt Kalimba dem schlafenden Kind in der Nacht eine kleine Überraschung aus dem Land der Träume mit und versteckt sie unter dem Kopfkissen. Schließlich wacht ja Kalimba, der Zeopard, seit Beginn des Trainings über den Schlaf der Kleinen. Austricksen ist somit kein Thema. Diese zeitnahe positive Konsequenz verstehen bereits sehr kleine Kinder und die »Überraschung« kann individuell an das Alter und die Vorlieben Ihres Kindes angepasst werden. Es muss sich dabei nicht um ein großartiges Geschenk handeln. Oft reicht eine kleine Süßigkeit oder das Lieblingsobst Ihres Kindes, um den gewünschten Effekt zu erzielen.

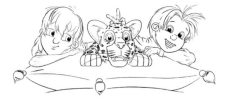

Eltern

Konsequenz
bei Nichteinhaltung
der Abmachung

Tipp:
An dieser Stelle ist es auch sinnvoll, sich Gedanken über mögliche Konsequenzen zu machen, für den Fall, dass die Abmachung nicht eingehalten wird. Achten Sie darauf, dass diese Konsequenzen angemessen sind und gestuft ansteigen ... und dann natürlich auch eintreten!

Vorschlag (für ältere Kinder):
Etwas, das Ihr Kind gerne tut, für den nächsten Tag streichen. Dabei ist es wichtig, dass Ihr Kind vorher weiß, dass dies passieren wird, wenn es sich nicht an die Abmachung hält.

Beispiel einer
solchen negativen
Konsequenz

Achten Sie darauf, welches Element des Zubettgehrituals Ihrem Kind besonders am Herzen liegt. Das muss nicht unbedingt die Gute-Nacht-Geschichte sein, sondern kann ein besonderes Abendlied oder das Kuscheln vor dem Lichtlöschen sein. Für jedes Kind können daher verschiedene Maßnahmen unterschiedliche Bedeutungen haben. Wichtig ist, dass Sie für Ihr Kind eine Maßnahme finden, die es auch wirklich als Strafe empfindet. Ein und dieselbe Verhaltensweise oder Maßnahme kann in dem einen Zusammenhang strafend, in einem andern belohnend wirken.

2.9 Entwicklung eines weiterführenden Belohnungssystems

Nun geht es darum, ein weiterführendes Belohnungssystem zu entwickeln, das Sie daheim mit dem Kind vereinbaren, sofern es alt genug ist.

Punkte werden dabei vergeben, wenn vom Kind ein erwünschtes Verhalen gezeigt wurde und werden verweigert, wenn eine Abmachung nicht eingehalten wurde. Dabei muss klar definiert sein, wann das Kind den Punkt verdient und was genau von ihm erwartet wird. Meint das Kind, sich an eine ungenaue Abmachung gehalten zu haben, die Eltern aber nicht, führt das System eher zu Frust statt zum Ziel. Wenn mehrere Punkte gesammelt wurden, winkt eine vorher vereinbarte Belohnung.

Punkte bei eingehaltener Vereinbarung

2.9.1 Tipp

Anstelle von Punkten können auch Bälle oder bunte Becher verwendet werden (größere Objekte). Somit ist für Ihr Kind deutlich sichtbar, was es erreicht hat.

Beachten Sie bitte, dass der Zeitraum, über den sich das Belohnungssystem erstrecken soll, dem Alter des Kindes angemessen sein soll. Kinder haben noch kein gut ausgeprägtes Zeitgefühl, weshalb es wichtig ist, dass Sie mit klaren und unmittelbaren Konsequenzen und Belohnungen arbeiten, d. h., Ihr Kind muss den Zusammenhang zwischen Verhalten und Konsequenz verstehen können. Kindern mit 2 bis 3 Jahren erscheint bereits ein Zeitraum von einer Woche sehr lang. Versuchen Sie also lieber, mit kleinen Zeitintervallen zu beginnen. Dies verschafft Anfangserfolge und wirkt zum einen ermutigend für Ihr Kind, da es merkt, dass es Ziele erreichen kann. Das Erreichen von kleinen Zielen stärkt das Selbstvertrauen, auch weitere Ziele zu erreichen. Zum anderen schärft es Ihren Blick für Teilerfolge. Denken Sie daran, dass Rom auch nicht in einem Tag erbaut wurde und ein langfristiger Erfolg auch Geduld erfordert.

An das Alter des Kindes angepasste Zeiträume

Erinnern Sie sich noch an das Beispiel der kleinen Klara (3 Jahre), die nachts oft Angst in der Dunkelheit hat, wenn sie aufwacht? Das Prinzip der Sicherheitsschnur mit der Abgabe von Schlafsternen und einer Belohnung für übrig gebliebene Sterne wäre eine Möglichkeit für ein weiterführendes Belohnungssystem in kleinen Schritten.

Ziel ist es, den Mechanismus der positiven Verstärkung durch klar abgesprochene Vereinbarungen weiter zu nutzen und langsam ausschleichen zu lassen. Dann sollte das Problemverhalten verschwunden und das gewünschte Verhalten etabliert sein. Dabei wird außerdem langfristig eine positive Eltern-Kind-Interaktion erreicht. Es lohnt sich also!

Ziel des weiterführenden Belohnungssystems

Das neue Belohnungssystem sollte folgende Eigenschaften haben:

Eigenschaften eines Belohnungssystems

- Es soll sich zunächst über vier Wochen erstrecken. Je nach Alter des Kindes sollte dieser Zeitraum in mehrere kleine Etappenziele eingeteilt werden, nach deren Erfüllung Ihr Kind eine Belohnung erhält. Ein gestuftes Vorgehen ist bei kleinen Kindern wichtig. So motivieren Sie es mitzumachen und bis zum Ende bei der Stange zu bleiben!
- Formulieren Sie gegenüber Ihrem Kind klar, welches Verhalten von ihm erwartet wird. Treten Sie als Eltern dabei gemeinsam und als eine Stimme (*Einigkeit*) auf.
- Formulieren Sie gegenüber Ihrem Kind klar (*Kommunikation*), welche Konsequenzen ein Nicht-Einhalten der Vereinbarung hat, nämlich das Ausbleiben der gewünschten Belohnung. Zeigen Sie (beide Eltern!) *Konsequenz* in der Verfolgung dieser Vereinbarung.
- Loben Sie Ihr Kind für das Zeigen erwünschter Verhaltensweisen (*positive Verstärkung*) – möglichst immer zeitnah.
- Am Ende jedes Etappenziels innerhalb der vier Wochen sollte eine angemessen große (nicht zu groß und nicht zu klein) und für das Kind sehr attraktive Belohnung stehen. Die Belohnung sollte wiederum nicht rein materieller Natur sein. Denken Sie daran: Die Zeit, die Sie vorher mit Streiten mit ihrem Kind verbracht haben, sollten Sie nun besser in eine schöne gemeinsame Aktivität investieren!

2.9.2 Schritt für Schritt zu gutem Schlaf

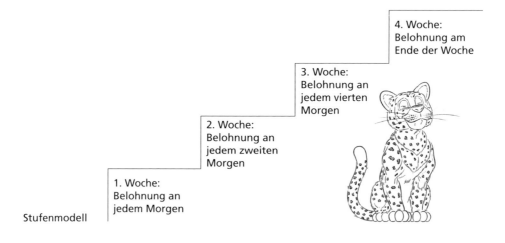

4. Woche: Belohnung am Ende der Woche

3. Woche: Belohnung an jedem vierten Morgen

2. Woche: Belohnung an jedem zweiten Morgen

1. Woche: Belohnung an jedem Morgen

Stufenmodell

Rückblende

Zum Abschluss der zweiten Sitzung erhalten Sie einen kurzen Überblick über die Inhalte, von denen Sie heute erfahren haben. Selbstverständlich ist es notwendig, diese im Hinblick auf die eigene Familiensituation

70

immer wieder zu überdenken, und zu überprüfen, inwieweit die einzelnen Inhalte bereits schon umgesetzt werden konnten und bei welchen es noch Schwierigkeiten gibt. Diese Sitzung war praktischer orientiert als die letzte.

- Zusammenhang von Schlaf und dem Verhalten am Tag
- Kalimba – der Zeopard aus dem Zauberland
- Bedeutung des Erziehungsverhaltens
  - Wie lernen Kinder
  - Erziehungsregeln für gesunden Schlaf – Schlafregeln-Checkliste
- Vier Erziehungsstrategien zur Umsetzung der gewünschten Verhaltensänderung
  - Struktur
  - Kommunikation
  - Einigkeit
  - Konsequenz
- Anwendung positiver Verstärkung/Belohnungssystem

Sitzung 2

Hausaufgaben

Zum Abhaken

- ☐ 1. Bitte arbeiten Sie die Inhalte dieser Sitzung sorgfältig durch. Sie sind essentiell für einen Trainingserfolg!
- ☐ 2. Stellen Sie Ihrem Kind Kalimba vor.
- ☐ 3. Bearbeiten Sie die Übungen zu positiven Verstärkern und zur Verstärkung negativen Verhaltens.
- ☐ 4. Entwickeln Sie ein Belohnungssystem für einen Zeitraum von vier Wochen oder arbeiten Sie mit den Schlafwichteln. Bedenken Sie dabei die gegebenen Ratschläge.
- ☐ 5. Nehmen Sie sich nochmals Zeit, um die Schlafregeln durchzuarbeiten. Welche Regeln setzen Sie bereits um und um welche müssen Sie sich noch kümmern? Suchen Sie sich zunächst drei Schlafregeln aus, welche Sie in der nächsten Woche konsequent umsetzen wollen!
- ☐ 6. Bearbeiten Sie die Übung zu den neuen Erziehungsstrategien.
- ☐ 7. Machen Sie die Imaginationsübung Roter Ballon (Übung 2).
- ☐ 8. Lesen Sie Ihrem Kind jeden Tag eine Geschichte aus der Geschichtensammlung vor.
- ☐ 9. Bitte führen Sie das Schlaf- und Glückstagebuch vollständig und korrekt!

Sitzung 3: Weinen, Schreien und Trotz

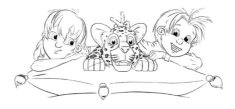 Nach der Besprechung Ihres Belohnungssystems aus der letzten Sitzung geht es in dieser Sitzung um die Themen »Weinen«, »Schreien« und »Trotz«. Häufig wachen Kinder nachts weinend oder schreiend auf oder wollen erst gar nicht ins Bett gehen. Der damit einhergehende mangelnde Schlaf Ihres Kindes und natürlich auch von Ihnen erschwert die Situation am nächsten Tag: Ihr Kind ist müde und unruhig und Sie selbst reagieren in alltäglichen Situationen vielleicht eher gereizt.

Sie bekommen nun Tipps, wie Sie mit Weinen, Schreien und trotzigen Phasen Ihres Kindes umgehen können.

Sitzung 3 – Inhaltlicher Einstieg

3.1   Ihr Belohnungssystem

Wir werden hier das von Ihnen erarbeitete Belohnungssystem betrachten. Um den Erfolg zu gewährleisten, wird es wichtig sein, folgende Punkte zu überprüfen:

Zusätzlich zu beachtende Punkte

> ### Eltern
>
> 1. Sind die *Anforderungen*: realistisch, erreichbar, attraktiv?
> 2. Ist die *Belohnung*: attraktiv, angemessen, zeitnah umzusetzen?
> 3. Sind die *Konsequenzen*: sehr unattraktiv bei Ausbleiben der Belohnung?

3.2   Weinen und Schreien

Es lässt niemanden unberührt, wenn er ein schreiendes Kind hört. Schreien veranlasst uns dazu, Beistand geben zu wollen und nachzusehen, warum ein Kind schreit. Das Schreien Ihres Kindes kann ein Signal sein, dass es etwas braucht. Dadurch wird sichergestellt, dass die Grundbedürfnisse Ihres Kindes befriedigt werden. Für die Eltern kann das Schreien Ihres Kindes jedoch auch sehr belastend sein, vor allem, wenn es scheinbar grundlos schreit oder Macht demonstrieren will. Besonders häufig kommt es abends beim Zubettgehen zu solchen Machtkämpfen. Im Folgenden erfahren Sie neben allgemeinen Informationen zum Schreien etwas über dessen Ursachen und erhalten praktische Tipps zum Umgang mit dem Schreien.

Das Schreien als wichtige Überlebensfunktion

3.2.1   Warum schreien Kinder in diesem Alter abends oder in der Nacht?

Für viele Eltern ist es ein Lernprozess, zu erarbeiten, warum ihr Kind in einer Situation ruft oder schreit. Besorgte Eltern denken relativ schnell, dass es dem Kind schlecht geht, dem ist jedoch nicht immer so. Daher sollte unterschieden werden, ob das Kind eventuell schreit, weil es

☐ die Stimme testen will,
☐ Angst hat oder
☐ Macht ausüben will.
☐ Weiteres: _____

Weitere Schreigründe, wenn Kinder älter werden

So kann Ihnen die Art des Schreiens Informationen über die Ursache geben.

Wichtig für Sie als Eltern ist es, zu unterscheiden, ob Ihr Kind durch das Schreien oder Jammern körperliche oder soziale Bedürfnisse äußert. Körperliche Bedürfnisse müssen befriedigt werden, bei sozialen Bedürfnissen ist es für Sie als Eltern wichtig, genauer hinzuschauen, welches Motiv dahinter steckt. Drückt Ihr Kind durch sein Schreien Angst aus oder will es Macht ausüben? So können Sie wesentlich eher entscheiden, ob Sie Ihr Kind mit Ihrem Verhalten belohnen wollen. Wenn es zum Beispiel beim Zubettbringen nur die Mutter akzeptiert und nicht den Vater, kann es sich wahrscheinlich kaum um Angst handeln. Hätte das Kind Angst, würde es auch den Vater akzeptieren, bevor es alleine ist. Haben Sie den Eindruck, dass das Kind wirklich Angst hat, so ist es sinnvoll, das Kind zu beruhigen und ihm zu zeigen, dass Sie für es da sind. Will es nur seine Macht testen, so sollten Sie es nicht durch Aufmerksamkeit und Zuneigung belohnen, sondern versuchen, es mit so wenig Aufwand wie möglich zu beruhigen.

Körperliche oder soziale Bedürfnisse

Macht oder Angst?

Sitzung 3

Körperliche Gründe:
- Hunger
- Müdigkeit
- Überreizung (unruhiges/zu helles Umfeld)
- Nasse Windeln
- Schmerzen z. B. durch Bauchkoliken oder zahnen
- Krankheit

Soziale Gründe:
- Angst, allein zu sein
- Langeweile
- Es braucht Körperkontakt (Macht/Angst?)
- Es braucht eine vertraute Person oder eine vertraute Umgebung (Macht/Angst?)

3.2.2   Wie gehe ich mit dem Weinen/Schreien meines Kindes um?

Meist sind Eltern von Natur aus sensibel für das kindliche Schreien und gehen intuitiv richtig auf die Bedürfnisse Ihres Kindes ein. Dennoch brauchen Eltern neben Erfahrung auch Wissen:

Wissenswertes über
das Schreien

Eltern

Wissenswertes über das Schreien:
- Aktives Beschäftigen mit dem Kind in den Wachphasen führt dazu, dass es leichter schläft und weniger schreit.
- Regelmäßige Schlaf-Wach-Phasen und regelmäßige Mahlzeiten vermindern Schreiperioden und helfen bei der Entwicklung des Tag-Nacht-Rhythmus.
- Wiederholtes und regelmäßiges Herumtragen bzw. Körperkontakt über den Tag verteilt wirkt positiv (nicht erst, wenn das Kind weint).
- Schreien heißt nicht immer Hunger, lernen Sie individuelle Bedürfnisse Ihres Kindes durch Erfahrung und Beobachtung kennen: Seine Eigenheiten bestimmen auch die Schreidauer.
- Eine Babymassage/Kindermassage und/oder baden hilft Ihrem Kind, sich zu entspannen und leichter in den Schlaf zu finden.
- Einsatz der Imaginations- und Entspannungstechniken
- Falls Ihr Kind apathisch wirkt, nicht mehr trinken will, Fieber hat oder lustlos wirkt, suchen Sie einen Arzt auf. Säuglinge sind allerdings selten ernsthaft krank, Schreien bedeutet also nicht gleich Krankheit.

3.2.3 Wie beruhige ich mein weinendes/ schreiendes Kind?

Da es große individuelle Unterschiede zwischen Kindern gibt, sollten Sie als Erstes gemeinsam mit Ihrem Partner herausfinden, welche Präferenzen bei Ihrem Kind bezüglich der Sinneswahrnehmungen vorliegen:

Präferierte Sinneswahrnehmung

* Hören (die elterliche Stimme, Musik)
* Sehen (reagieren häufig auf Farben, das Anschauen von Bildern)
* Fühlen (Berührung, Streicheln)
* Bewegung (Herumtragen, Hängematte)

Manche Kinder bevorzugen es, die Stimme der Eltern zu hören, andere beruhigen sich am besten durch Körperkontakt und Liebkosungen während wieder andere Kinder sich bei Bewegung am besten entspannen können.

Nehmen Sie sich einen Moment Zeit und überlegen Sie mit Ihrem Partner, welcher Typ Ihr Kind ist. Notieren Sie, auf was Ihr Kind am besten anspricht:

_____

_____

_____

Sitzung 3

Es gibt verschiedene Möglichkeiten, wie Sie Ihr Kind beruhigen können. Die folgende Liste ist in ihrer Wirkkraft nach unten ansteigend:

Eltern

1. Kind anblicken.
2. Leise mit ihm sprechen/ihm etwas vorsingen.
3. Hand auf den Bauch legen.
4. Ärmchen und Beinchen halten.
5. Schnuller oder Finger zum Saugen geben.
6. Kind im Arm halten.
7. Kind im Arm wiegen.
8. Kind im Arm wiegen und herumtragen.

Gestuftes Vorgehen bei Beruhigung

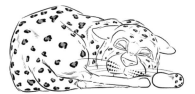

Es ist sinnvoll, wenn Sie es zunächst mit bloßem Anblicken und leisem Sprechen versuchen. Heftiges Schaukeln, ständig wechselndes Spielzeug oder Rennen mit dem Kinderwagen können Ihr Kind überfordern. Gelingt es Ihnen, Ihr Kind durch Anblicken oder sanftes Sprechen zu beruhigen – Prima! Ansonsten können Sie es mit den anderen Möglichkeiten probieren. Steigern Sie langsam die Intensität, bis Sie das Maß gefunden haben, das Ihr Kind braucht. Geben Sie Ihrem Kind gerade soviel Hilfe, wie es notwendig ist, fördern Sie seine Selbstständigkeit.

Individuelle Anpassung sinnvoll

75

Wichtig ist, dass Sie auf die individuellen Bedürfnisse Ihres Kindes eingehen. Versuchen Sie mit der oben von Ihnen erstellten Liste kreative Lösungen zu finden, die speziell auf Ihr Kind zugeschnitten sind. Spricht Ihr Kind beispielsweise besonders gut auf Bewegung an, so kann eine Lösung sein, Ihr Kind in eine Hängematte zu legen, an der eine Schnur befestigt ist und mit Hilfe derer Sie es schaukeln können.

3.2.4 Vorgehen nach Schritten, wenn die genannten Maßnahmen zur Beruhigung erfolglos bleiben

1. Gehen Sie zunächst die Liste möglicher Ursachen des Schreiens durch. Sind alle Bedürfnisse Ihres Kindes erfüllt? Haken Sie ab:

Übung: Vorgehen nach Schritten, wenn Beruhigung erfolglos bleibt

- ☐ Es hat Hunger.
- ☐ Es ist müde.
- ☐ Es ist überreizt (unruhiges/zu helles Umfeld).
- ☐ Es hat nasse Windeln.
- ☐ Es hat Schmerzen.
- ☐ Es ist krank.
- ☐ Es hat Angst, alleine zu sein.
- ☐ Ihm ist langweilig.
- ☐ Es braucht Körperkontakt.
- ☐ Es braucht eine vertraute Person.
- ☐ Weiteres: _____

Weitere Ursachen

Beziehen Sie in Ihre Überlegungen ein, dass sich Ihr Kind momentan eventuell in einer Trotzphase befindet, einen Wutanfall hat oder es einfach schreit, weil es sich mit Ihnen einen Machtkampf liefern möchte? Es gehört zu der Entwicklung von Kindern, dass sie ihre Grenzen austesten. Besonders beim Schlafengehen wehren sich Kinder oder sehen nicht ein, dass ein älteres Geschwisterkind noch länger aufbleiben darf. Es ist wichtig, dass Sie Ihrem Kind liebevoll, aber bestimmt Grenzen aufzeigen.

Macht als Ursache

Kurzes Schreienlassen mit festgelegter Aufgabenteilung

2. Mein Kind möchte Macht ausüben, was kann ich tun?
Wenn Sie davon ausgehen, dass ein Machtkampf die Ursache für das Schreien Ihres Kindes ist und nicht Angst, müssen Sie bei der Umstellung mit Protest Ihres Kindes rechnen. Häufig reagiert dies z. B. auf die Aufforderung, alleine im Bett zu schlafen, dann mit schreien. Sie sollten sich bewusst sein, dass dieses Schreien keine Angst, sondern ein Schreien aufgrund von Machtverlust ist. Dann kann es sinnvoll sein, es eine Weile schreien zu lassen. Wichtig ist hierbei, dass Sie und Ihr Partner sich völlig einig darüber sind, wie Sie vorgehen. Sie sollten einen genauen Plan schmieden, wie Sie gemeinsam die Sache anpacken wollen. Unterstützen Sie sich dabei gegenseitig. Ein Kind für einen Moment schreien zu lassen, ist oft keine leichte Aufgabe. Manchmal ist es für

76

einen Elternteil auch besser, sich während dieser Übung anderweitig zu beschäftigen oder sogar ins Kino oder zu Freunden zu gehen und sich abzulenken, während der Partner die Übung übernimmt. Beispielsweise können Sie Ihr Kind, nachdem alle Beruhigungsversuche nichts gebracht haben, für einen begrenzten Zeitabschnitt schreiend in seinem Zimmer lassen. Stellen Sie sich zur Kontrolle eine Eieruhr. Nach Ablauf der Eieruhr können Sie 1–2 Minuten zu Ihrem Kind gehen, es sanft streicheln oder leise mit ihm sprechen, je nach den Vorlieben Ihres Kindes. So geben Sie ihm Sicherheit und Geborgenheit und vermitteln ihm, dass Sie für es da sind.

Wichtig ist für Sie, zu wissen, dass Sie Ihrem Kind, falls es doch Angst hat, durch Ihr Verhalten zeigen, dass alles in Ordnung ist. Sie sollten es jedoch nicht aus seinem Bett nehmen. Gehen Sie dann wieder aus dem Zimmer. Ein erneutes Stellen der Eieruhr oder der Einsatz einer Entspannungs- oder Imaginatiosübung kann Ihnen dabei helfen, selbst ruhig zu bleiben und den Zeitpunkt des nächsten »Besuchs« zu bestimmen. Eventuell kann es hilfreich sein, wenn Sie sich mit Ihrem Partner abwechseln. Wichtig ist, dass Sie vereinbaren, wer welche Aufgabe übernimmt.

Mit diesem Vorgehen machen Sie Ihrem Kind klar, dass alles in Ordnung ist und Sie für es da sind. Gleichzeitig lernt Ihr Kind aber, dass grundloses Schreien aus Machtgründen nicht zum Erfolg führt.

Wenn Sie es für sinnvoll erachten, diese Schritte einzuleiten, überlegen Sie genau, wie Sie das nächste Mal vorgehen wollen. Ein konsequentes Vorgehen nach Plan ist der Schlüssel zum Erfolg:

Wer übernimmt welche Aufgabe? (Wechseln Sie sich ab oder übernimmt einer die Aufgabe, der evtl. die besseren Nerven hat) Notieren Sie Ihren gemeinsamen Plan:

_____

_____

_____

Wie genau werden Sie vorgehen? (Wie lange bleiben Sie außerhalb des Zimmers, was machen Sie so lange (Eieruhr, Entspannungstechnik, Imaginationsübung etc.))

_____

_____

_____

Wenn Ihr Kind dann schreit, überlegen Sie kurz: Was braucht mein Kind in dieser Situation nun wirklich, welche Bedürfnisse sind existentiell? Oder möchte mein Kind gerade wählen? Was braucht das Kind wirklich? Sind Sie in der rechten Spalte, dann geht es um Macht bzw. Einfluss – nicht mehr um Ängste.

Mein Kind könnte verhungern.		Mein Kind will jetzt »Schnitzel mit Pommes«.
Mein Kind hat Angst und braucht eine Bezugsperson.		Mein Kind möchte jetzt NUR die Mutter.
Mein Kind hat Angst, dass keine Hilfe da sein könnte.		Mein Kind weiß, dass wir für es da sind. Aber es genießt die Aufmerksamkeit und spielt mit uns.

3.2.5 Weinen und Schreien: Typische Fallen

Sprache des Kindes kennenlernen

Wie Sie bereits wissen, ist insbesondere bei Babys das Schreien und Weinen besonders schwierig einzuschätzen, da es häufig auftritt und viele Eltern nicht immer auf Anhieb wissen, warum ihr Baby schreit. Oftmals werden Eltern durch das Schreien ihres Kindes verunsichert und versuchen dann, alles zu tun, damit das beruhigt wird. Dies ist auch grundsätzlich gut, jedoch ist es wichtig, dabei nicht überstürzt zu handeln, sondern sich kurz Zeit zu nehmen, und einige Dinge zu berücksichtigen.

Daher unser Tipp: Versuchen Sie die Sprache Ihres Kindes kennenzulernen. Im Babyalter ist das Schreien eine ganz natürliche Reaktion und muss nicht immer etwas Schlimmes bedeuten. Deshalb ist es hier besonders wichtig hinzuhören, damit Sie herausfinden können, was Ihr Kind genau zum Schreien oder Weinen veranlasst.

Analysieren wie ein Detektiv

Sie sollten lernen, die Sprache Ihres Kindes zu entschlüsseln und seine Bedürfnisse richtig zu erkennen, wenn es unruhig ist oder schreit. Sie können hier vorgehen wie ein Detektiv, der versucht die Tonhöhe, Lautstärke und Frequenz der Lautäußerungen zu erkunden und nach Hinweisen in der Umgebung sucht. Gibt es ungewohnte Geräusche im Haushalt oder ist die Raumtemperatur unangenehm? Achten Sie vor allem auch auf sich selbst – sind Sie unausgeglichen, angespannt oder nervös?

Wenn eine solche Situation auftritt, sollten Sie kurz innerlich und äußerlich innehalten. Dies kann zum Beispiel geschehen, indem Sie sich ein Stoppschild an Ihre Schlafzimmertür oder aber an die Zimmertür Ihres Kindes kleben, so dass Sie am Abend oder in der Nacht daran erinnert werden, dass Sie innehalten und nicht sofort ohne Reflexion und nachdenken reagieren.

In einem zweiten Schritt sollten Sie sich zunächst selbst beruhigen oder auch ablenken. Es hilft, erst 10-mal durchzuatmen, bevor Sie weiteres unternehmen. Bisweilen beruhigt sich das Kind in dieser Zeit alleine (Sie können gerne auch 20-mal ruhig durchatmen).

Innehalten und tief durchatmen

Entscheiden Sie in dieser Phase, was Sie als nächstes wie tun wollen und verhalten Sie sich entsprechend.

Strategie planen

Achtung: Kinder, die aus Trotz oder aus Machtgründen schreien, werden dann erst einmal mehr schreien, da sie ihren Willen durchsetzen wollen. Dies sollten Sie berücksichtigen, wenn Sie eine neue Strategie umsetzen wollen.

Wichtige Gründe für dieses Vorgehen

1. *Sie sollen die Sprache Ihres Kindes lernen.*
   Manche Kinder versuchen, eher durch Handlungen oder aber durch ein solches Verhalten wie Quengeln oder Schreien ihre Interessen durchzusetzen. Das sollten Sie prüfen und gegebenenfalls eine verbale Äußerung unterstützen (»Ich will …«).

Kindersprache

2. *Ihr Kind muss lernen, sich selbst zu beruhigen.*
   Sich selbst beruhigen zu lernen, ist eine wichtige Kompetenz im Leben eines Menschen. Manche Kinder können dies schon sehr früh – andere hingegen brauchen dabei die Unterstützung der Eltern. Wenn Ihr Kind sich also schlecht selbst beruhigen kann, helfen Sie ihm in Schritten. Zu Beginn sehr, dann jedoch von Mal zu Mal weniger.

Lernziel: Selbstberuhigung

Tipp

Um sich in solch stressigen Situationen zu beruhigen, kann es sinnvoll sein, sich an ein schönes Ereignis zu erinnern. Wann und wo ging es Ihnen richtig gut? Können Sie sich an eine real erlebte Situation erinnern oder sich eine Situation vorstellen, die für Sie sehr angenehm ist – wie z. B. ein schöner Moment aus dem Urlaub, der Ihnen im Gedächtnis geblieben ist – oder auch eine phantasierte Insel? Am besten suchen Sie sich dazu einen passenden Gegenstand aus, wie eine Muschel, ein Stück Holz etc. und verbinden Sie das gute Gefühl von dem Ort mit diesem Gegenstand. Deponieren Sie diesen Gegenstand an einem Ort, den Sie im Alltag immer wieder aufsuchen, so dass Sie ihn immer wieder sehen. Denn wenn es Ihnen schwer fällt, in einer kritischen Situation die Ruhe zu bewahren, kann Ihnen dieser Gegenstand helfen, sich daran zu erinnern – sich auf ein angenehmes Gefühl oder ein erfreuliches Erlebnis zu besinnen.

Ein entspannendes Bild

Sitzung 3

3.3   Trotz – Eine Herausforderung für Eltern mit Kindern zwischen 2 und 3 Jahren

Warum trotzen Kinder?

Im Alter zwischen 2 und 3 Jahren verändert sich jedes Kind. Diese Veränderung hängt mit seiner psychischen und motorischen Reifung zusammen. Es spricht nun nicht mehr in der dritten Person von sich (wie beispielsweise, »Robin will …«), sondern mehr und mehr mit den Wörtchen »ich«, »mich«, »mein«, »mir« etc. Es kann sich nun als groß oder klein, Mädchen oder Junge einschätzen und erkennt sich in einem Spiegel.

Gefühlsregulation noch nicht ausreichend

Diese zunehmende Selbstständigkeit mündet in die sogenannte Trotzphase, in der das Kind versucht, seinen Willen auszudrücken, ohne jedoch die passenden sprachlichen Möglichkeiten zu besitzen. Aber auch die Gefühlsregulation gelingt in diesem Alter noch nicht so gut wie in den späteren Jahren, so dass scheinbare »Kleinigkeiten« oft unversehens zu dramatischen Szenen ausarten. Enttäuschung und Anspannung zeigen sich somit häufig in Form eines Wutanfalls. Dieser ist oft so spontan, dass für die Eltern und bislang auch für das Kind der Anlass nicht mehr erkennbar ist.

Aufbau von Frustrationstoleranz

Ab dem 3. Lebensjahr baut das Kleinkind dann immer mehr Frustrationstoleranz auf. Das bedeutet, dass es nicht mehr bei jeder Kleinigkeit frustriert ist, sondern auch kleine Enttäuschungen besser verkraftet, wenn zum Beispiel seinem Willen nicht nachgekommen wurde. Es lernt abzuwarten und beginnt langsam zu akzeptieren, dass seine Wünsche nicht sofort befriedigt werden.

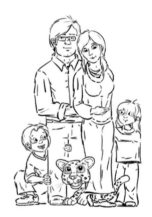

3.3.1   Anlässe für Trotzverhalten

Anlässe für trotzige Wutanfälle

Für das Trotzverhalten von Kindern gibt es die verschiedensten Anlässe. Damit Ihr Kind Sie nicht immer wieder mit Trotzanfällen überrascht und Sie Ihr Kind in dieser Situation besser einschätzen lernen, wollen wir Ihnen nun einige der häufigsten Anlässe vorstellen, um Ihnen dabei zu helfen, herauszufinden, wann Ihr Kind trotzt:

Wunsch nach Selbstständigkeit? – Zeit einplanen, zur Gemeinsamkeit motivieren

Das Kind will etwas alleine machen (Schlafanzug oder Kleidung anziehen, Koffer packen etc.).
Hier ist es günstig, genügend Zeit einzuplanen, damit Ihr Kind seine Fähigkeiten ausprobieren kann, und gleichzeitig Anreize zu schaffen, damit das Kind motiviert ist, die Aufgabe mit Ihnen gemeinsam zu machen. Wichtig: Ausnahmen vorher besprechen (z. B. Mutter muss helfen, da ein Arzttermin ansteht).

Das Kind hat noch kein Zeitgefühl.
»Ich komme gleich!« Das verstehen Kinder häufig noch nicht, da sie noch kein Zeitgefühl haben. Hier ist es wichtig, lange Wartezeiten zu vermeiden und für Ablenkung zu sorgen. Geben Sie Ihrem Kind verständliche Anweisungen wie: »Räum bitte die Bauklötze in die Kiste, dann gehen wir Zähneputzen.« Der Bitte, in 10 Minuten zum Zähneputzen zu erscheinen, kann Ihr Kind sehr wahrscheinlich nicht nachkommen, da es die Zeit nicht richtig einschätzen und einteilen kann. Ein sinnvolles Hilfsmittel kann an dieser Stelle auch eine Eieruhr oder ein Küchenwecker sein, den Sie im Beisein Ihres Kindes stellen und an einer gut sichtbaren Stelle aufstellen. Auch eine Sanduhr kann hilfreich sein. Das Kind sieht somit, wann es Zeit ist, Ihrer Aufforderung nachzukommen.

> Mangelndes Zeitgefühl? – Zeitaussagen vermeiden oder Sanduhr verwenden

Ist das Kind in ein Spiel vertieft, ist es wichtig, Überleitungen einzubauen, um Trotzverhalten zu vermeiden.
Hier ist die direkte Kontaktaufnahme wichtig. Gehen Sie zu Ihrem Kind, legen Sie ihm eventuell die Hand auf die Schulter, sprechen Sie es mit dem Namen an. Sagen Sie genau, was Sie wollen und was das Kind noch fertig machen darf. Helfen Sie ihm gegebenenfalls dabei.

> Vertieft ins Spiel? – Überleitung finden

Veränderte Situationen/Abläufe rufen Irritation hervor.
Häufig gibt es gerade dann Schwierigkeiten, wenn die Eltern abends ausgehen wollen oder wenn große Unternehmungen anstehen. Hier ist das Kind meist irritiert und dadurch angespannt. Es merkt, dass die Eltern sich anders verhalten und verändert unwillkürlich auch sein eigenes Verhalten. Das Festhalten an gewohnten Ritualen und Tagesabläufen ist daher sehr wichtig.

> Veränderte Situation? – Gewohnte Rituale einhalten

Zu viele »Neins« rufen Trotzverhalten hervor.
Wenn alle Wünsche und Bedürfnisse des Kindes mit »Nein« beantwortet werden, kann dies häufig zu einem Wutanfall führen. In solchen Situationen ist es wichtig, kleine Aufgaben und eine reizvolle Abwechslung zu schaffen. Gerade Trotzanfälle in der Öffentlichkeit, wie z. B. beim Einkaufen, können für Eltern sehr stressreich sein. Eigene Aufgaben, die das Kind selbst erfüllen kann, oder kleine Belohnungen bei Erfolgen können hier sehr wirksam sein. Vorausplanen und sich genau überlegen, wo und wann es schwierig werden könnte, ist hier sehr wichtig.

> Zu viele Neins? – Vermeiden, ablenken

Ordnungswahn bei Kindern
Häufig ist für Kinder in diesem Alter eine bestimmte Ordnung (Besteck, Schuhe, wer geht wo, Reihenfolge des Zubettgehrituals etc.) unglaublich bedeutsam. Sie können Änderungen wenig tolerieren und reagieren häufig mit großen Wutausbrüchen, wenn etwas anders verläuft, als sie es sich wünschen. Wichtig für die Eltern ist es dann, ruhig zu bleiben und den Wutanfall als ungesteuerte Erregung zu erkennen, die das Kind abreagieren muss. Steigert sich das Kind in den Wutanfall hinein, so dass es keine Luft mehr bekommt, ist es wichtig, es abzulenken. Häu-

> Ordnungswahn? – Aushalten oder ablenken

Sitzung 3

fig reagieren Kinder auf diese Weise, wenn sie sehr müde oder überfordert sind. Beobachten und registrieren Sie deshalb den Tagesablauf Ihres Kindes.

3.3.2 Tipps im Umgang mit trotzigen Wutanfällen

Verhaltenstipps im Umgang mit Trotz

> **Eltern**
>
> - Bestrafen Sie Trotzanfälle nicht.
> - Nehmen Sie Trotz nicht persönlich.
> - Betrachten Sie Ihr Kind nicht als »schuldig« an dem Trotzanfall, auch Ihr Kind muss sich durch diese Phase durcharbeiten, vergleichbar mit der Pubertät.
> - Sprechen Sie eigene Gefühle an; so lernt das Kind, wie Sie mit Gefühlen wie Wut (richtig) umgehen.
> - Stellen Sie den Trotz nicht in den Mittelpunkt, schenken sie dem Trotzanfall im Gegenteil so wenig Aufmerksamkeit wie möglich.
> - Unterbrechen Sie Trotzanfälle nicht, außer es wird »gefährlich«, dann lenken Sie Ihr Kind ab.
> - Bleiben Sie konsequent!
> - Geben Sie Ihrem Kind Halt durch Zuwendung.
> - Holen Sie sich Hilfe, wenn es zu heftig wird.
> - Erinnern Sie sich an Ihr eigenes Trotzalter.
> - Versuchen Sie, die Dinge mit Humor zu nehmen.
> - Schläge sind tabu!

Tipp: Der kleine Wutteufel

Der Wutteufel

Wenn die Gemüter schon sehr erhitzt sind und Sie das Gefühl haben, keinen Zugang mehr zu Ihrem Kind zu bekommen, dann probieren Sie es doch mal mit dem Wutteufel.

Bestimmt hat sich dieses listige kleine Kerlchen auf der Schulter Ihres Kindes breit gemacht und flüstert ihm die ganzen Schimpfwörter etc. ins Ohr. Sie erschrecken – sagen Ihrem Kind, was da auf seiner Schulter hockt und jagen den Bösewicht gemeinsam weg. So können Sie gemeinsam mit Ihrem Kind die Wut vertreiben, ohne dass Sie das Kind für den Trotzanfall verantwortlich machen. Denken Sie daran, dass solche Momente auch für Ihr Kind anstrengend und unangenehm sind und es gerade erst dabei ist, zu lernen, mit seinen Gefühlen umzugehen. Gegebenenfalls können Sie diesen auch malen – für den nächsten Anfall.

Tipp: Der Wutteppich (ab 3 Jahren)

Der Wutteppich

Kennt Ihr Kind schon den Wutteppich? Das ist der Teppich, auf dem man schreien, stampfen und sich ärgern darf. Bekommt Ihr Kind einen

82

Trotzanfall, so sollte es sofort auf den Wutteppich gehen, um sich so richtig ärgern zu können. Ihr Kind lernt so, seine eigene Wut einzuschätzen und die eigenen Emotionen zu kontrollieren. Schließlich darf man erst wütend sein, wenn man den Wutteppich erreicht hat. Oder ist die Wut vielleicht gar nicht so groß und der Wutteppich ist nicht nötig? Auch hier gilt: Üben Sie Verhaltensweisen, die klappen sollen, wenn die Situation angespannt ist, bereits in ruhigen, entspannten Momenten.

3.4 Kindliche Aggressionen

Wird das Kind älter, zeigt es mehr und mehr Aggressionen. Aggressionen gehören zu den Grundemotionen und sind wie Freude, Angst, Ärger und Enttäuschung angeboren. Diese Gefühle sind wesentliche Bestandteile unseres Lebens. Wichtig ist, wie man mit diesen Emotionen umgeht. Aggressionen braucht man auch, um sich durchzusetzen. Ab dem Alter von 3–4 Jahren ist das Kind in der Lage, seine Wünsche und Bedürfnisse – aber auch seine Enttäuschungen und Aggressionen – sowohl verbal als auch durch zielgerichtete Handlungen besser auszudrücken. Hier kommt es dann gegebenenfalls dazu, dass das Kind einem anderen etwas wegnimmt oder es wegschubst, da es etwas möchte.

> Aggression ist eine Grundemotion

> Der Umgang muss erlernt werden

Die Aggression kann dem Kind aber auch helfen, seine eigene Macht zu spüren und zu erproben, wer der Mächtigere ist, oder aber um Kontakt aufzunehmen. Manchmal ist der Hintergrund solch aggressiver Handlungen auch Eifersucht: Das Kind möchte im Mittelpunkt stehen, es fühlt sich vielleicht zurückgesetzt und nicht geliebt oder es kann sich in diesem Augenblick selbst nicht leiden. Auch kann es sein, dass es zu viele »Neins« an diesem Tag gehört hat und sich die Frustration und Enttäuschung so Bahn bricht. Vielleicht ist das Kind einfach neugierig und will schauen, was passiert. Vielleicht ist es aber auch durch Umstellungen oder unangenehme Veränderungen belastet und schafft es noch nicht, ohne Aggressionen seinem Ärger Luft zu machen.

3.4.1 Verhaltensempfehlungen für Eltern

- Setzen Sie klare Regeln in der Erziehung – auch beim Zubettgehen. Es ist wichtig, dass Ihr Kind Regeln als Rahmen zur Orientierung bekommt. Sie werden merken, wie gut Ihrem Kind klare Grenzen und Regeln tun, wenn es selbst irgendwann die Einhaltung der gesetzten Regeln fordert.

> Klare Regeln setzen

- Versuchen Sie, auch in kritischen Situationen ruhig zu bleiben. Wenn Sie sich aufregen, sagen Sie: »Jetzt rege ich mich auf!«, damit sich das Kind orientieren kann. Die Kenntnis über verschiedene Gefühle und deren Bezeichnung ist für viele nicht selbstverständlich – beson-

> Ruhig bleiben und Emotionen äußern

Sitzung 3

ders nicht für Kinder. Helfen Sie so Ihrem Kind, Emotionen kennenzulernen und drücken Sie sich gleichzeitig unmissverständlich aus. Wichtig ist ebenfalls, dass Sie dabei darauf achten, dass das Kind Inhalt und Signale wie Stimme oder Mimik erkennen kann, so sollten Sie z. B. nicht lachen, wenn Sie eigentlich schimpfen wollen.

Aggression als Lernprozess – Vorbildfunktion beachten

- Nehmen Sie kindliche Aggressionen als etwas ganz Normales an. Ihr Kind ist nicht »verrückt« oder »gestört«, wenn es einmal mit anderen in Konflikt gerät. Häufig müssen Kinder erst langsam lernen mit Frustrationen umzugehen und sie orientieren sich natürlich dabei an den Erwachsenen, die es umgeben. Die Kinder schauen sich dabei an Ihnen als Modell ab, wie man mit Ärger und Aggression umgeht. Wenn Sie sich einmal ärgern, äußern Sie dies vor Ihrem Kind, bleiben Sie aber gleichzeitig ruhig und gelassen. Wie denken Sie, sollte Ihr Kind mit Wut und Aggression umgehen? Seien Sie dazu ein passendes Vorbild.

Aggression noch im normalen Entwicklungsbereich?

- Versuchen Sie herauszufinden, ob ggf. Angst, Unsicherheit und Frustration der Auslöser sind, denn sonst könnten die Aggressionen destruktiv werden. Ob das aggressive Verhalten eines Kindes noch als normale Entwicklung angesehen werden kann oder schon Grund zur Besorgnis ist, hängt von der Dauer, der Häufigkeit, der Anzahl der aggressiven Verhaltensweisen und dem Alter des Kindes ab. Im Allgemeinen sind Kinder um das 4. Lebensjahr herum am aggressivsten. Zwischen dem 5. und 6. Lebensjahr haben Kinder dann eher gelernt, Gefühle und Bedürfnisse verbal auszudrücken und Zustände wie Wut, Ärger und Trauer konstruktiver auszuleben. Um das 6. Lebensjahr ist das Kind dann seelisch stabiler.

Tipp: Der Schritt zur Seite

Der Schritt zur Seite

Wenn Ihnen Gemecker, Schimpfwörter etc. mal wieder zu viel werden und es Ihnen nicht mehr ohne Weiteres gelingt, diese zu ignorieren, gehen Sie doch einfach mal einen Schritt zur Seite und alles Unangenehme an sich vorbei ziehen lassen. Somit gelingt es Ihnen, Abstand von der Situation zu bekommen, Sie fühlen sich nicht mehr persönlich getroffen und können entspannter mit der Situation umgehen.

Tipp: Lustige Schimpfwörter

Lustige Schimpfwörter

Versuchen Sie doch einmal, sich mit Ihrem Kind einige lustige Schimpfwörter auszudenken, die sie gemeinsam benutzen können, wenn sie etwas ärgert. Zum Beispiel »*so ein Stinkefuß aber auch*« oder »*verflixte Fischmakrele*«. Schnell wird so aus einer angespannten Wutsituation ein lustiges Spielchen und der Ärger ist vergessen.

3.4.2 Übung

Wie waren Sie selbst als Kind? Hatten Sie auch trotzige Phasen? Welches Temperament haben Sie? Notieren Sie, welche Eigenschaften Ihr Kind eventuell von Ihnen oder Ihrem Partner haben könnte.

Übung: Eigene Trotzphase

3.4.3 Tipps für Elternverhalten

Eltern

- Verstärken Sie erwünschtes Verhalten sofort! Loben Sie Ihr Kind: Sagen Sie Ihrem Kind genau, welches Verhalten Ihnen gefallen hat.
- Erwähnen Sie unerwünschtes Verhalten möglichst nur einmal (»Hör auf mit ...«). Sagen Sie Ihrem Kind, was es stattdessen tun soll (»Zieh jetzt deinen Schlafanzug an.«).
- Versuchen Sie, Ihrem Kind mehr positive Zuwendung im Alltag zu geben.
- Bleiben Sie bei kritischen Situationen möglichst ruhig und sachlich. Teilen Sie dem Kind Ihre Gefühle mit und zeigen Sie Geduld in einer Trotzphase.
- Wenn sich Ihr Kind unerwünscht verhält, unterscheiden Sie, ob es dies mit Absicht macht oder ob es gerade in seinem Trotz gefangen ist.
- Handeln ist oft besser als reden – dies signalisiert dem Kind schneller, was gerade gilt.
- Falls sich Ihr Kind in einer *neuen* Situation unerwünscht verhält, versuchen Sie, das Verhalten zu regulieren und nicht zu bestrafen. Das heißt, erklären Sie Ihrem Kind, wie es sich verhalten soll, machen Sie es vielleicht sogar vor – denn es weiß es meist nicht besser.
- Falls Sie doch mal schimpfen müssen, versuchen Sie, sich nicht zu wiederholen und es kurz zu machen.
- Seien Sie nicht nachtragend und reagieren Sie niemals mit Liebesentzug.
- Seien Sie ein positives Vorbild für Ihr Kind.
- *Tipps, um Grenzen zu setzen:* Klare Regeln aufstellen; zu viele Neins vermeiden; beachten, dass Strafen Nebenwirkungen haben; überzeugen statt verbieten.

Verhaltenstipps im Umgang mit Trotz und Aggression

Sitzung 3

85

3.5   Die Schlafplatzumgebung

Bett als Ort zum
Wohlfühlen

Die Gestaltung der Schlafplatzumgebung ist wichtig für den Schlaf Ihres Kindes: Der Schlafplatz soll ein Ort zum Wohlfühlen und zum Träumen sein. Oftmals wird der eigene Schlafplatz aber mit Streit und Ärger verbunden, wenn Schlafschwierigkeiten in der Vergangenheit bereits unangenehme Situationen provoziert haben. Gerade dann ist die Um- oder Neugestaltung des Schlafplatzes ein Signal, dass sich jetzt etwas ändert. Weiterhin müssen einige entwicklungsbedingte Sicherheitsmaßnahmen berücksichtigt werden. Hierbei ist zu beachten, dass die Gestaltung in Abhängigkeit vom Alter Ihres Kindes geschehen sollte.

3.5.1   Was Sie für Kinder ab 6 Monaten tun können ...

Plötzlicher Kindstod
als wichtiges Thema

In diesem Alter ist der plötzliche Kindstod ein wichtiges Thema. Er gilt als die häufigste Todesursache bei Babys bis zu 1 Jahr. Obwohl er dennoch sehr selten ist, haben viele Eltern Angst davor und sind sich unsicher, wie sie ihr Baby optimal schützen können. Beim plötzlichen Kindstod setzt die Atmung des Kindes aus und es kommt zum Herz-Kreislauf-Stillstand. Die genauen Ursachen des plötzlichen Kindstods sind noch unbekannt. Aber inzwischen sind einige Risikofaktoren bekannt, die Sie leicht vermeiden können:

Die Lage

Rückenlage

Auf dem Rücken und auf der Seite schläft Ihr Kind am sichersten, da die Bauchlage das Risiko des plötzlichen Kindstodes erhöht. In der Rücken- und Seitenlage ist die Gefahr, aufgestoßene Nahrung zu verschlucken, vermindert. Die Bauchlage birgt zudem das Risiko, den Kopf in das Kissen zu vergraben und keine Luft mehr zu bekommen.

Die Bettausstattung

Überhitzung
vermeiden

Einer der Hauptrisikofaktoren ist die Überhitzung des Kindes. Damit Ihr Baby nicht unter die Bettdecke rutschen kann, oder sich in seinem Schlafanzug verheddert, sollten Sie darauf achten, dass die Füße das Fußteil des Stubenwagens oder Bettchens berühren. Der Schlafanzug sollte genau passen und nicht zuviel Spiel haben. Es ist empfehlenswert, im ersten Lebensjahr keine Kissen, Bettnestchen oder Schaffelle ins Bettchen zu legen, da auch diese zur Überhitzung beitragen können. Das Gleiche gilt für Stofftiere, Wärmflaschen oder elektrische Heizkissen bzw. Heizdecken. Verwenden Sie kein flauschig weiches Bettzeug, so verlockend diese Vorstellung auch ist. Steppdecken oder Federbetten bergen ein hohes Überhitzungsrisiko. Besser geeignet sind Babyschlafsäcke oder Baumwolldecken, die sowohl an der Seite als auch am Fußteil des Bettchens fest unter die Matratze geschoben werden sollten.

Elternbett oder eigener Schlafplatz

Worauf Sie achten sollten, ist, dass Ihr Kind in dieser frühen Zeit nicht im Elternbett schläft, da hier das Risiko der Überhitzung erhöht ist. Deswegen empfehlen wir Ihnen, Ihrem Kind von Anfang an einen eigenen Schlafplatz einzurichten. Ihr Kind sollte sich jedoch in Hörweite befinden (falls es in einem anderen Zimmer schläft, ist ein Babyfon sinnvoll), damit Sie auffällige Geräusche sofort mitbekommen. Ein Kinderbett neben dem Elternbett ist für dieses Alter empfehlenswert.

Eigenes Bett statt Elternbett

Das Schlafzimmer

Im Schlafzimmer, in dem Ihr Kind ruht, sollte es etwa 16–18 Grad warm sein. Bei dieser Temperatur wird sich Ihr Baby am wohlsten fühlen.

16–18 °C Raumtemperatur

Rauchen

Rauchen gilt als ein großer Risikofaktor für den plötzlichen Kindstod. Kinder, deren Mütter in der Schwangerschaft geraucht haben, oder die nach der Geburt in einer Umgebung leben, in der geraucht wird, haben ein erhöhtes Risiko am plötzlichen Kindstod zu sterben. Rauchen in der Wohnung und in der Umgebung Ihres Kindes ist also tabu!

Nicht rauchen

Stillen

Stillen ist nicht nur die beste Nahrung für Ihr Kind in den ersten Monaten, es senkt auch das Risiko, am plötzlichen Kindstod zu sterben. Die Weltgesundheitsorganisation WHO und das Kinderhilfswerk Unicef empfehlen, Kinder 6 Monate lang ausschließlich zu stillen.

Stillen

Weitere Tipps für einen sicheren Schlafplatz

✓ Am besten eignet sich für den Schlafplatz Ihres Kindes eine feste Matratze, die regelmäßig gelüftet und gereinigt werden kann.
✓ Achten Sie darauf, dass Sie den Schlafplatz Ihres Babys nicht in unmittelbarer Nähe eines Fensters, einer Jalousie, einer Vorhangschnur oder eines Vorhangs einrichten.
✓ Vermeiden Sie es, den Schlafplatz in direkter Nähe zu einer Heizung oder mit direkter Sonneneinstrahlung einzurichten, da dies zu einer Überhitzung führen könnte.

Sicherheitstipps

Sitzung 3

✓ Denken Sie daran, dass Ihr Baby noch nicht in der Lage ist, seine Körpertemperatur selbstständig zu regulieren. Am einfachsten lässt sich seine Temperatur am Nacken oder am Bauch erfühlen.

✓ Halten Sie Haustiere sowie elektrische Geräte vom Bett Ihres Babys fern.

3.5.2 Was Sie mit/für Kinder ab einem Alter von ca. 2,5 bis 3 Jahren tun können ...

Umzug ins »große Bett« als wichtiges Thema

Es gibt zwar kein Richtalter, wann Kinder bereit für ein »richtiges, großes Bett« sind, aber in der Regel erfolgt die Umstellung mit etwa 3 Jahren. Vermutlich ist es Ihrem Kind in seinem alten Bettchen bereits zu eng und zu klein geworden oder es klettert selbstständig aus diesem hinaus. Ein weiterer Anhaltspunkt für ein »großes Bett« ist die Sauberkeitserziehung bzw. das eigenständige »Auf-das-Töpfchen-Gehen« während der Nacht. Idealerweise sagt Ihr Kind selbst, dass es jetzt ein »richtiges Bett« möchte. Dennoch kann die Umstellung Ihrem Kind Schwierigkeiten bereiten, da ein weiterer Schritt Richtung Selbstständigkeit oft mit Ängsten und Unsicherheiten verbunden ist.

Wir haben Ihnen eine Reihe wertvoller Tipps zusammengestellt, wie Sie Ihr Kind in dieser Phase unterstützen können und ihm die notwendige Sicherheit und Geborgenheit schenken können.

Versuchen Sie, den richtigen Zeitpunkt abzupassen

Richtiger Zeitpunkt

Falls Ihr Kind momentan noch andere Veränderungen bewältigen muss, wie einen Umzug, den Wechsel von Bezugspersonen oder den Beginn der Kindergartenzeit, verschieben Sie das Vorhaben lieber. Versuchen Sie geduldig, einen Zeitpunkt zu finden, von dem Sie glauben, dass in der Familie die nötige Ruhe herrscht. Wird das Kinderbett beispielsweise für ein neues Familienmitglied gebraucht, sollten Sie darauf achten, dass Sie Ihr älteres Kind frühzeitig umgewöhnen: Das Kind soll sich nicht in Rekordzeit umstellen müssen oder sich vom neuen Geschwisterchen verdrängt fühlen.

Machen Sie Ihr Kind neugierig auf den neuen Schlafplatz

Etwas ganz Besonderes

Sprechen Sie mit Ihrem Kind über das Vorhaben und stellen Sie dieses Ihrem Kind als etwas Schönes und Besonderes in Aussicht. Vielleicht können Sie der Umstellung den beängstigenden Beigeschmack nehmen, indem Sie Ihrem Kind Geschichten über andere Kinder erzählen, die jetzt auch in ein »großes Bett« umziehen.

Richten Sie gemeinsam mit Ihrem Kind seinen Schlafplatz ein

Kind bei Gestaltung beteiligen

Um ein gesundes Schlafverhalten aufzubauen, ist es wichtig, dass Ihr Kind von Anfang an lernt, dass sein Bett ein Ort zum Wohlfühlen,

Ausruhen und Träumen ist. Vermitteln Sie Ihrem Kind, was die Exklusivität dieses eigenen persönlichen Bereiches ausmacht, indem Sie es am Gestaltungsprozess beteiligen. Ihr Kind soll spüren, dass sein eigenes Bett etwas Wertvolles ist, das nur ihm vorbehalten ist.

Seien Sie geduldig und achten Sie auf die Signale Ihres Kindes

Falls Sie die Möglichkeit haben, beide Schlafplätze einige Zeit parallel aufgebaut stehen zu lassen, geben Sie Ihrem unsicheren Kind die Möglichkeit, sein neues Bett zu beschnuppern. Es muss nicht sofort darin schlafen.

Eingewöhnungszeit

Wenn Ihr Kind bereits einen eigenen Schlafplatz hat, an dem Schlafprobleme auftreten, gestalten Sie diesen gemeinsam um

Das signalisiert: Jetzt ändert sich was! Dies ist wichtig, da Ihr Kind gelernt hat, dass der Schlafplatz, wie er jetzt ist, mit gestörtem Schlaf verbunden ist. Deswegen ist eine Veränderung des Schlafplatzes ein Signal für Ihr Kind, dass jetzt eine neue Zeit beginnt, in der es lernt, gut (ein) zu schlafen. Verleihen Sie dieser Veränderung daher einen feierlichen bzw. zeremoniellen Charakter. So kann sich diese Veränderung bei Ihrem Kind intensiv verankern.

Umgestaltung als Signal

Sitzung 3

Tipps zur Gestaltung des Schlafplatzes

Gestaltungstipps

- Stellen Sie gegebenenfalls das Bett Ihres Kindes um. Suchen Sie eine heimelig anmutende Schlafnische im Kinderzimmer.
- Hängen Sie einen »Zaubervorhang« über dem Bett Ihres Kindes auf, der vor bösen Träumen schützt. Dies kann ein normales Moskitonetz sein, bei dessen Gestaltung Ihrer Kreativität keine Grenzen gesetzt sind.
- Gehen Sie mit Ihrem Kind seine persönliche Schlafbettwäsche kaufen. Lassen Sie Ihr Kind die Bettwäsche aussuchen.
- Trennen Sie den Schlaf- vom Spielbereich Ihres Kindes auch räumlich, z. B. durch einen Vorhang.
- Gestalten Sie den Schlafplatz gemeinsam, z. B. mit Tüchern, Lampen oder mit gedämpftem Licht.

3.5.3 Sicher und gut Schlafen im »größeren Bett« – Worauf Sie achten sollten

Sicherheit im großen Bett

✓ Achten Sie darauf, dass Möbelstücke oder Spielsachen nicht so um das Bett verteilt sind, dass sich Ihr Kind beim selbstständigen Aufstehen verletzten kann.

✓ Halten Sie sich vor Augen, was die neue Selbstständigkeit und Mobilität Ihres Kindes bedeutet: Bringen Sie ggf. ein Türgitter vor dem Kinderzimmer an, damit Ihr Kind nachts nicht durch die Wohnung laufen kann.

✓ Allgemein ist es in diesem Alter wichtig, dass Sie sich versichern, dass alle Fenster und Schränke sowie alle beweglichen Möbelstücke keine Gefahr für Ihr Kind sind, wenn es auf Entdeckungstour ist.

Rückblende

Zum Abschluss der dritten Sitzung erhalten Sie einen kurzen Überblick über die Inhalte, von denen Sie heute erfahren haben. Selbstverständlich ist es notwendig, diese im Hinblick auf die eigene Familiensituation immer wieder zu überdenken und zu überprüfen, inwieweit die einzelnen Inhalte bereits umgesetzt werden konnten und bei welchen es noch Schwierigkeiten gibt.

- Weinen, Schreien und Schlaf
  - Wie beruhige ich mein schreiendes Kind?
  - Vorgehen nach Schritten
  - Stopp – Auf Fallen achten
- Trotz
  - Anlässe für Trotzverhalten
  - Kindliche Aggressionen
  - Verhaltensempfehlungen
- Schlafplatzumgebung

Hausaufgaben

Zum Abhaken

- [ ] 1. Bitte arbeiten Sie die Inhalte dieser Sitzung sorgfältig durch. Sie sind wichtig für einen Trainingserfolg!
- [ ] 2. Bearbeiten Sie die Übungen »Welcher Typ ist Ihr Kind« und »Vorgehen nach Schritten«, notieren Sie ausführlich Ihren genauen Plan.
- [ ] 3. Setzen Sie die Verhaltenstipps zum Trotzverhalten in Ihrem Alltag um, sofern sich eine geeignete Situation ergibt.
- [ ] 4. Überlegen Sie, ob Sie selbst als Kind trotzig waren und welche Verhaltensweisen Ihr Kind eventuell von Ihnen hat.
- [ ] 5. Richten Sie gemeinsam mit Ihrem Kind dessen Schlafplatz neu ein. Gehen Sie die Anregungen zu dieser »Schlafplatzzeremonie« durch – Ihrer Kreativität sind keine Grenzen gesetzt!
- [ ] 6. Führen Sie die Imaginationsübung »Kugel« durch.
- [ ] 7. Lesen Sie Ihrem Kind jeden Tag eine Geschichte aus der Geschichtensammlung vor.
- [ ] 8. Bitte führen Sie das Schlaf- und Glücksprotokoll für Ihr Kind vollständig und korrekt!

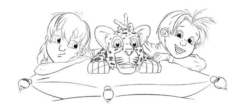

Sitzung 4: Stress und Entspannung

Schwierige Schlafsituationen können bei den Eltern, aber auch beim Kind Stress auslösen. Besteht die Schlafproblematik über einen längeren Zeitraum, werden wichtige Funktionen des Schlafs nicht mehr erfüllt. Im Folgenden geht es um Ihren Stresspegel und wie Sie ihm entgegenwirken können.

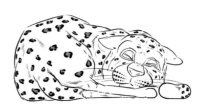

Sitzung 4 – Inhaltlicher Einstieg

4.1   Die Eskalationsfalle

Die Eskalationsfalle

Häufig führen schwierige Situationen (z. B. Zeitdruck beim Zubettgehen) zu Stress, was dann bewirkt, dass Anweisungen ungenau oder hektisch gegeben werden. Dadurch kommt es häufiger vor, dass das Kind gerade dann nicht macht, was es eigentlich machen soll. Das kann wiederum zu Ungeduld und Gereiztheit seitens der Eltern führen. Dieser ganze Kreislauf kann sich steigern und wiederholen, so dass am Ende Streit entsteht.

Beispiel zur Eskalationsfalle

Die Eltern wollen ihr Kind ins Bett bringen. Vielleicht sind sie spät dran und müssen sich beeilen. Sie müssen ihr Kind immer wieder ermahnen, da es nicht ins Bett möchte, einfach sitzen bleibt und eventuell weitermalt. Sie fordern es erneut auf, ins Bett zu gehen und ihre Stimme wird lauter und gereizter: »Jetzt geh endlich ...« Ihr Kind nörgelt und fängt an, zu verhandeln: »Aber Fabi darf auch länger aufbleiben.« Sie fühlen sich hilflos und werden laut. Sie schreien ihr Kind an oder resignieren. Daraufhin reagiert es bockig oder weint. Die Folge ist, dass es weder den Eltern noch ihrem Kind gut geht.

92

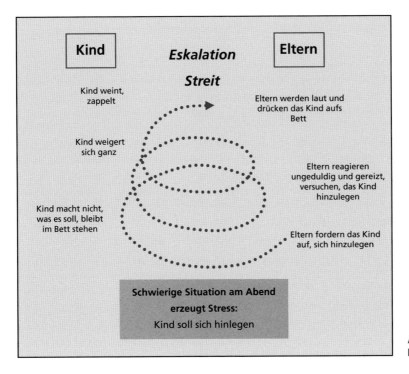

Abb. 11:
Die Eskalationsfalle

Weitere schwierige Situationen können sein:
Ein neues Geschwisterkind kommt auf die Welt, ein neuer Job hat begonnen, Freunde waren zu Besuch, Krankheit der Eltern oder anderer Familienmitglieder. Unterschätzen Sie auch belastende Alltagssituationen nicht!

4.1.1 Übung

An welchen Stellen könnte die Eskalationsfalle wie durchbrochen werden? Was können Sie tun, um dies langfristig zu erreichen?

_____

_____

_____

_____

_____

Im Folgenden wird es um das Thema »Stress und Entspannung« gehen. So kann die Eskalationsfalle bereits gestoppt werden, bevor der Kreislauf beginnt.

Sitzung 4

93

4.2 Stress und Entspannung

Jeder hat Stress

Stress ist ein Schlagwort in unserer Zeit. Und jeder hat Stress. Nicht nur Manager, sondern auch Hausfrauen, Schüler, Sportler, Arbeiter und eben auch Eltern mit kleinen Kindern. Neben den bereits erläuterten Verhaltensweisen, um mit Trotz- und Schreiverhalten besser umzugehen, ist es wichtig, etwas für die eigene Ausgeglichenheit zu tun. Die Schlafprobleme Ihres Kindes belasten auch Sie und Ihren Schlaf. Schlafmangel führt dazu, dass wir unausgeglichener und anfälliger für Stress sind. Kinder spüren, wenn die Eltern gestresst sind. Der Stress der Eltern kann sich auf die Kinder übertragen. Manche Kinder nutzen es gezielt aus, wenn sie merken, dass die Eltern gestresst sind und testen ihre Grenzen aus.

4.2.1 Was genau verbirgt sich hinter dem Begriff »Stress«?

Eigentlich bedeutet Stress Belastung und bezeichnet den Umgang unseres Körpers mit Druck, Spannung, Herausforderungen und Veränderungen. Hans Selye, einer der Pioniere der Stressforschung, unterscheidet zwei Arten von Stress, den guten bzw. heilsamen und den krank machenden Stress:

Positiver Stress

Positiver Stress macht das Leben lebenswert, interessant und wirkt aktivierend. Er bringt uns zu neuen Leistungen und spornt uns an. Selye sagt: »Stress ist Leben.« Spannungen erzeugen Kraft. Wir brauchen Spannung und Entspannung, das ist ein biologisches und psychologisches Grundprinzip.

Negativer Stress

Zu viel Stress kann jedoch schädlich sein und krank machen. Besonders dann, wenn es sich nicht um eine akute Stresssituation handelt (Gespräch mit dem Chef, belastender Arztbesuch), sondern um Dauerstress. Dies bedeutet, dass der Stressauslöser lange Zeit auf den Menschen einwirkt und der Körper das in Unordnung geratene seelische und körperliche Gleichgewicht nicht wieder (von alleine) herstellen kann.

Stress und Schlafschwierigkeiten

Körper und Seele gehören zusammen, sie bilden eine Einheit. Stress kann das Risiko für körperliche Krankheiten erhöhen und wesentlich dazu beitragen, dass sich Schlafstörungen entwickeln können. Für Sie als Eltern bedeutet das, dass die negative Belastung durch die Schlafschwierigkeiten Ihres Kindes bei Ihnen selbst in Schlafstörungen münden kann. Für Ihr Kind bedeutet das, dass sich familiäre Belastungen, wie Konflikte zwischen dem Elternpaar, oder besondere Ereignisse, wie ein Umzug oder ein Kindergartenwechsel, in Form von Schlafstörungen niederschlagen können. Deshalb ist es wichtig, Stresssymptome zu erkennen, um die nötigen Schritte gegen krank machenden Stress zu unternehmen.

Grafik Stressoren

Wie ▶ **Abbildung 12** zeigt, gibt es vielfältige Stressauslöser. Was bei jedem einzelnen von uns negativen Stress auslöst, hängt von unseren

94

Erbanlagen, von der Erziehung, unserem Gesundheitszustand und unserer Tagesform ab.

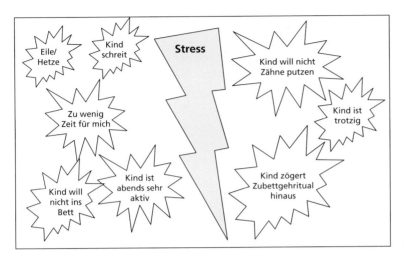

Abb. 12:
Mögliche Stress-
auslöser

Es ist wichtig, zu wissen, dass es keine direkten Stresserzeuger gibt. Nicht die Situation ist ein Stressauslöser, sondern die individuelle Bewertung. Es geht also um die Frage, wie wir mit den Stresserzeugern (man nennt sie auch Stressoren) umgehen. Wie können wir negativen Stress in positiven Stress umwandeln, wie können wir von der Anspannung zur Entspannung kommen?

Wenn Sie merken, dass Sie gestresst sind, halten Sie inne, analysieren Sie die Situation, hören Sie in sich hinein, um negative Gedanken zu identifizieren und planen Sie das weitere Vorgehen. Das Ziel ist dabei, Kontrolle über eigene negative Gedanken zu entwickeln und sich wieder entspannen zu können, um in einer stressreichen Situation einen kühlen Kopf zu bewahren.

4.2.2 Die Stressverstärker

Stressverstärker sind unbewusste innere Einstellungen und negative Gedanken, die uns dabei beeinflussen, wie wir mit belastenden Situationen umgehen, die also auch das Erziehungsverhalten negativ beeinflussen. Dies ist bisweilen der Grund, warum man in bestimmten Situationen ungünstig reagiert. Um diese zu verändern, müssen wir uns dieser Gedanken erst bewusst werden. Finden Sie heraus, welche Stressverstärker für Sie relevant sind. Bitte kreuzen Sie diejenigen an, die eher auf Sie zutreffen:

Sei perfekt!
Bei diesem Stressverstärker besteht ein sehr starker Wunsch nach Erfolg und Anerkennung durch andere über die erbrachte Leistung. Damit

Sei perfekt!

Sitzung 4

95

verbunden ist eine große Angst vor Misserfolgen, Versagen und eigenen Fehlern.

> ☐ ! Ich muss immer alles richtig machen.
> ☐ ! Es ist nicht akzeptabel, wenn ich etwas nicht schaffe.
> ☐ ! Bei Entscheidungen muss ich mir eigentlich 100 % sicher sein.
> ☐ ! Es gibt nichts Schlimmeres, als Fehler zu machen.

Sei beliebt!

Sei beliebt!

Bei diesem Stressverstärker besteht ein ausgeprägter Wunsch nach Zugehörigkeit, Angenommensein und Liebe. Damit verbunden ist eine große Angst vor Ablehnung, Kritik und Zurückweisung durch andere Menschen.

> ☐ ! Es ist wichtig, dass mich alle mögen.
> ☐ ! Es ist schrecklich, wenn andere mir böse sind.
> ☐ ! Ich will mit allen Leuten gut auskommen.
> ☐ ! Es ist schlimm, wenn mich andere kritisieren.

Sei stark!

Sei stark!

Hier besteht ein ausgeprägter Wunsch nach persönlicher Unabhängigkeit und Selbstbestimmung. Damit verbunden ist eine große Angst vor Abhängigkeit von anderen und Schwäche.

> ☐ ! Ohne mich geht es nicht.
> ☐ ! Am liebsten mache ich alles selbst.
> ☐ ! Starke Menschen brauchen keine Hilfe.
> ☐ ! Es ist schrecklich, auf andere angewiesen zu sein.

Sei auf der Hut!

Sei auf der Hut!

Dieser Stressverstärker besteht in einem sehr starken Wunsch nach Sicherheit und Kontrolle. Damit verbunden ist eine große Angst vor Kontrollverlust, Fehlentscheidungen und einer Scheu vor Risiken.

> ☐ ! Probleme und Schwierigkeiten sind einfach nur fürchterlich.
> ☐ ! Ich muss ständig daran denken, was alles passieren könnte.
> ☐ ! Ich muss immer alles unter Kontrolle haben.
> ☐ ! Es ist ganz fürchterlich, wenn ich nicht weiß, was auf mich zukommt.

Ich kann das nicht!

Ich kann das nicht!

Hier besteht ein ausgeprägter Wunsch nach Wohlbefinden verbunden meist mit Angst vor großer Anstrengung und Stress sowie das Gefühl von Hilflosigkeit.

□   ! Ich halte das nicht durch.
□   ! Das schaffe ich nie.
□   ! Ich werde versagen.
□   ! Das ist mir zuviel.

Übung

Welche Stressverstärker sind für Sie relevant? Vielleicht finden vielleicht
Sie noch weitere? Welche Konsequenzen haben diese für Ihr Erziehungsverhalten?

_____

_____

_____

_____

_____

_____

4.2.3   Gedankliche Kontrolltechniken

Ob uns eine Situation Stress bereitet, hängt davon ab, wie wir die Situation interpretieren. So ist es auch mit der Schlafsituation Ihres Kindes.
Wenn Sie selbst ruhig sind, kann auch Ihr Kind besser zur Ruhe kommen. Daher geht es nun darum, die Gedanken, die Sie sich direkt zu
Ihrem Kind machen, zu überprüfen und eine Möglichkeit zu finden,
diese zu verändern. Häufig beinhalten die Gedanken bei Menschen negative Erwartungen:

Interpretation entscheidend

Sitzung 4

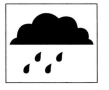

*»Jetzt schreit mein Kind immer noch, bestimmt
dauert das noch ewig. Wie soll ich je zur Ruhe
kommen und den morgigen Tag schaffen?«*

*»Ich sollte mich, sobald ich kann, ins Bett le-
gen, um zu schlafen, wenn ich nachher noch
mit meinem Mann/meiner Frau rede oder fern-
sehe, bin ich morgen nicht ausgeschlafen.«*

Beispiel: Negative Gedanken

97

Oft werden vor allem auch die negativen Konsequenzen befürchtet:

Beispiel: Negative Konsequenzen

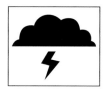

> *»Wenn mein Kind nicht bald lernt, alleine zu schlafen, wird es nie gut schlafen.«*

> *»Wenn mein Kind nicht schläft, kann auch ich mich nicht erholen und keine gute Mutter/kein guter Vater sein.«*

Wechselseitiger Einfluss: Gedanken – Körper

Gedanken haben einen direkten Einfluss auf unseren gesamten Körper, d. h., dass negative Gedanken unmittelbar eine innere Unruhe auslösen können. Dies ist ein wechselseitiger Prozess. Also kann auch die Körperwahrnehmung wiederum auf die eigenen Gedanken Einfluss nehmen. Wenn ich meine Gedanken entsprechend konstruktiv verändere, kann ich auch zu einer körperlichen Ruhe kommen und mich entspannen.

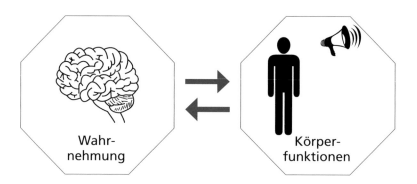

Meine konstruktiven Gedanken

Konstruktive Alternativen

Negative Gedanken und Erwartungen	Konstruktive Alternative
»Mein Kind hat noch keinen Schlafanzug an, obwohl es zu einer bestimmten Uhrzeit bettfertig sein muss. Jetzt wird alles wieder stressig und mein Kind wird nicht einschlafen können!«	*»Auch wenn wir jetzt ein bisschen spät dran sind, werde ich ruhig und gelassen bleiben. Wenn wir nicht exakt pünktlich fertig sind, ist das nicht schlimm. Ich freue mich auf das Abendritual mit meinem Kind.«*
»Jetzt schreit mein Kind schon seit einer Stunde, so werde ich nie zur Ruhe kommen.«	*»Der Schlaf wird schon kommen. Ich bleibe jetzt ruhig und versuche, mich zu entspannen. Meine innerliche Ruhe wird sich auf mein Kind übertragen. Das wird wirken.«*

Probieren Sie es doch nun selbst einmal …

Negative Gedanken und Erwartungen	Konstruktive Alternative

Übung: Konstruktive Alternativen

Der Mut-Mach-Spruch

Eine Hilfe, um in einer stressreichen Situation zur Ruhe zu kommen und sich nicht von negativen Gedanken leiten zu lassen, kann es sein, sich selbst einen »Mut-Mach-Spruch« zur Erinnerung auf ein Kärtchen zu schreiben und dieses neben den Spiegel auf der Toilette oder im Bad zu kleben. So können Sie in einer schwierigen Situation im Bad kurz tief durchatmen, den Spruch lesen und innerlich gestärkt zurück in die Situation gehen. Der Vorteil dieser Methode ist, dass sie nur kurz dauert, aber dennoch große Wirkung zeigt. Probieren Sie es aus! Vielleicht haben Sie ja bereits einen für Sie bedeutsamen Spruch? Ein Beispiel für einen solchen »Mut-Mach-Spruch« könnte sein: »Ruhig Blut, nur Mut, alles wird gut!« Schreiben Sie sich doch Ihren persönlichen »Mut-Mach-Spruch« auf eine schöne Postkarte oder ein anderes für Sie ansprechendes Bild.

Mut-Mach-Spruch

Überlegen Sie selbst: Wie könnte Ihr persönlicher »Mut-Mach-Spruch« lauten?

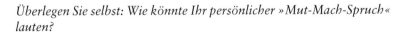

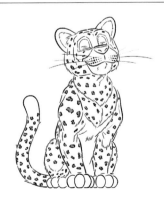

Sitzung 4

Der Fels in der Brandung

 Eine Imaginationsübung für schwierige Situationen:

Fels in der Brandung

1. Setzen Sie sich in Ruhe hin und stellen Sie sich ein Bild von einem Felsen in der Brandung vor, der allem standhält!
Wie groß müsste der Fels sein? Welche Farbe und was für eine Form hat der Fels?

Entwickeln Sie ein Bild, das für Sie unerschütterliche Ruhe und Beständigkeit ausstrahlt und eine beruhigende Wirkung auf Sie hat. Viele Personen werden, wenn Sie sich einen großen Felsen vorstellen, der unerschütterlich in der Brandung steht, selbst ruhiger und standhafter gegenüber Belastungen des Alltages. Wichtig dabei ist, sich den Fels möglichst intensiv vorzustellen, bis Sie das Bild ganz deutlich vor sich sehen.

Eigenschaften des Felsen

2. Stellen Sie sich jetzt vor, Sie wären der Fels in der Brandung.
In einem zweiten Schritt stellen Sie sich vor, Sie wären dieser Fels, der ruhig in der Brandung liegt. Völlig ruhig und unbeweglich – egal wie hoch die Wogen des Meeres an ihn treffen –bleibt er einfach da, wie in dem Wissen, dass der Sturm ja wieder vorüber geht. Wie groß müssten Sie sein, dass Sie dem Sturm standhalten könnten?

Elternteil als Fels

Halten Sie bei Sturm kurz inne und holen Sie Ihr Bild von dem großen Felsen hervor, der Sie sind. Zum Beispiel, wenn Ihr Kind weint oder trotzig ist, wenn Ihnen die Belastungen des Alltags gerade zu viel werden oder Sie einfach nur das Gefühl haben, jetzt mehr Standhaftigkeit nötig zu haben.

4.2.4 Das Stress-O-Meter

Stress abschätzen lernen

Natürlich kann man sich vor Stress und Belastungen schützen, indem man Anforderungen aus dem Weg geht. Da das nicht immer möglich und auch nicht immer gut ist, ist es sinnvoll und wichtig, zu erkennen, dass man im Stress ist: Man merkt dies z. B. daran, dass sich die Laune verschlechtert, dass man anfängt schneller zu gehen oder sich Sorgen zu machen etc. Ein nächster wichtiger Schritt, um mit Stress besser umgehen zu können, ist zu wissen, was stressauslösend ist. Das Stress-O-Meter soll dabei helfen, den individuellen Stresspegel zu messen. Hier ist beispielhaft ein Stress-O-Meter abgebildet, auf dem links eventuelle Ursachen oder Auslöser von Stress stehen und rechts Möglichkeiten, besser damit umzugehen.

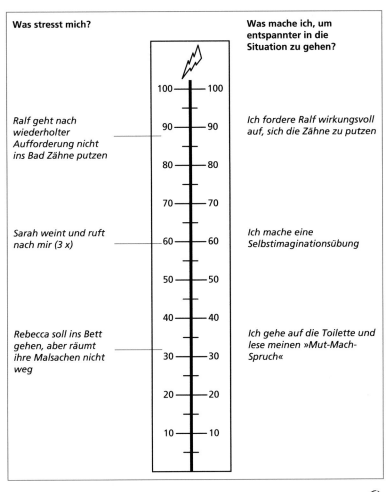

Stress-O-Meter-Beispiel

Was stresst mich?

Ralf geht nach wiederholter Aufforderung nicht ins Bad Zähne putzen

Sarah weint und ruft nach mir (3 x)

Rebecca soll ins Bett gehen, aber räumt ihre Malsachen nicht weg

Was mache ich, um entspannter in die Situation zu gehen?

Ich fordere Ralf wirkungsvoll auf, sich die Zähne zu putzen

Ich mache eine Selbstimaginationsübung

Ich gehe auf die Toilette und lese meinen »Mut-Mach-Spruch«

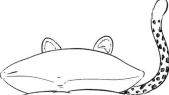

Überlegen Sie nun selbst, was bei Ihnen Ursachen oder Auslöser von Stress sein können und welche Möglichkeiten Sie hier im Training gelernt haben, um besser mit dem Stress umzugehen. Richten Sie sich dabei nach dem Stress-O-Meter und überlegen Sie, was mehr und was weniger stressreich für Sie ist. Wo liegt Ihre persönliche Stressgrenze?

Sitzung 4

Stress-O-Meter-Übung

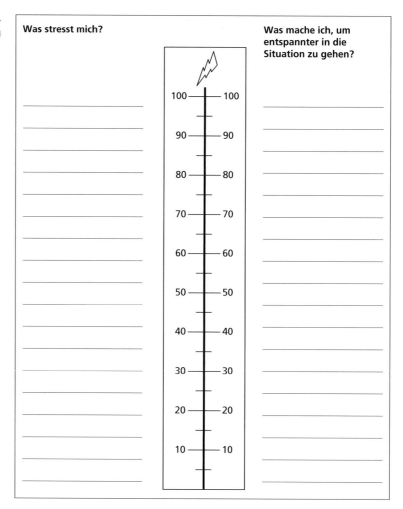

Was stresst mich?

Was mache ich, um entspannter in die Situation zu gehen?

4.2.5   Wissenswertes über Stress

Wussten Sie schon, dass …

Stress den gesamten Organismus belastet?
… Stress den Schlaf beeinträchtigen kann?
… dieselbe Anforderung für den einen Menschen eine Herausforderung und für den anderen eine starke Belastung, vielleicht sogar eine Überforderung sein kann?
… es Stress bei unangenehmen Ereignissen wie Krankheit oder Problemen, aber auch bei angenehmen Ereignissen wie Urlaub oder Geburtstag gibt?
… wenn Stress über eine längere Zeit besteht, die Energiebereitstellung, um mit dem Stress umzugehen, negative Auswirkungen auf den Körper hat?
… wenn die Energiereserven aufgebraucht sind, der Körper erschöpft ist? Das kann sich zum Beispiel durch Müdigkeit, Konzentrationsprobleme oder Reizbarkeit zeigen. Solche Erschöpfungszustände können sich bei jedem Menschen anders äußern.
… lang anhaltende Belastungen auch dazu führen können, dass das Immunsystem nicht mehr so gut arbeitet und die Anfälligkeit für Krankheiten steigt?

Wissenswertes über Stress

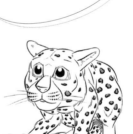

4.3   Zeit und Aufmerksamkeit

Nun haben Sie viel darüber gelernt, wie Sie mit anstrengenden und stressreichen Situationen wie der Schlafsituation Ihres Kindes umgehen können. Dabei lag die Aufmerksamkeit meist auf dem Problemverhalten und auf negativen Momenten. Eine wichtige Basis für einen gesunden Schlaf sind jedoch auch *positive* Zeit und Aufmerksamkeit. Eine gute Beziehung zu Ihrem Kind gestaltet sich nicht von alleine und benötigt auch eine gewisse Struktur. Wenn Ihr Kind weiß, dass es sich Ihrer Aufmerksamkeit und Zuneigung während des Tages sicher sein kann, wird es ihm leichter fallen, Sie abends gehen zu lassen. Es weiß, dass

Positive Zeit ist wichtig

Sitzung 4

Sie immer da sein werden, wenn es wirklich notwendig ist und dass Sie ihm morgen auf jeden Fall wieder Zeit widmen werden.

Fokus meist auf Negativem

Im Alltag, der oft von Schwierigkeiten und Stress geprägt ist, vergisst man leicht, dass eine gute Beziehung nicht immer automatisch entsteht oder bestehen bleibt, sondern wie eine Pflanze gepflegt werden muss. Grundsätzlich schenkt man den Problemen im Alltag immer mehr Beachtung als den positiven Seiten. Diese beanspruchen meist auch den größeren Teil der Zeit und man legt mehr Wert darauf, sich auf schwierige Dinge zu konzentrieren, als sich an den angenehmen Zeiten zu erfreuen. Folglich werden dann die schönen Situationen subjektiv immer seltener. Es scheint, dass die negativen Situationen und Dinge überwiegen. Deswegen ist es wichtig, Zeiten einzurichten, die Sie und Ihr Kind als angenehm und positiv empfinden.

Beispiel

Beispiele für kurze positive Zeiten, die Sie Ihrem Kind am Tag widmen, sind das Anschauen eines Bildes oder Bilderbuches, das Betrachten eines Schmetterlings, das Bewundern eines Lego-Turms etc. Entscheidend ist hierbei nicht die Dauer, sondern die Intensität. Ihr Kind soll spüren können, dass Sie in diesen Minuten ganz für es da sind. Das allein löst natürlich nicht alle Probleme, kann Sie aber dabei unterstützen, die Basis für eine positivere Atmosphäre zu schaffen.

4.3.1 Spaß- und Spielzeit mit Ihrem Kind

Spaß- und Spielzeit

Die Spaßzeit ist eine angenehme Zeit, in der Sie sich Ihrem Kind widmen. Sie kann eine andere Form sein, positiv den Tag zu beschließen und vor dem Schlafengehen zum Einsatz kommen. Ziel der Spielzeit ist es, zu spielen und mit dem Kind Spaß zu haben; es geht nicht darum, etwas zu lernen. Als ersten Schritt sammeln Sie je nach Alter zusammen mit Ihrem Kind Ideen, wie Sie in der Woche/am Tag (15 Minuten) gemeinsam ihre Spielzeit einrichten.

Dazu ist es nicht erforderlich, übermäßig viel Zeit mit dem Kind zu verbringen, viel wichtiger ist es, diese eher kürzeren Phasen intensiv zu nutzen.

Übung

Übung: Spaß- und Spielzeit

Sammeln Sie zuhause Ideen für diese kurze Spaßzeit mit Ihrem Kind. Wichtig ist dabei, dass nicht nur Ihr Kind, sondern auch Sie selbst Spaß an den Aktivitäten haben, denn sonst spürt Ihr Kind, dass Sie nicht mit Spaß bei der Sache sind.

_____

_____

_____

_____

4.3.2 Zeiten für sich selbst

Gerade junge Kinder fordern viel Fürsorge und Zeit; daher ist Zeit für sich selbst wichtig, jedoch nicht einfach einzurichten. Folgendes Schaubild verdeutlicht den Zusammenhang von Aufmerksamkeit für störendes Verhalten, günstigen und ungünstigen Kommunikationsmustern und Zeitaufteilung:

Beispiel

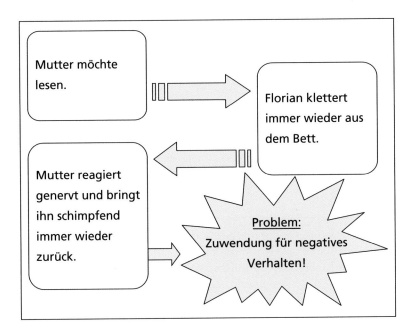

Abb. 13:
Situation am Abend, nachdem das Kind zu Bett gebracht wurde

Sitzung 4

Die Mutter merkt, dass die Zeit, die sie gerne für sich selbst nutzen würde, durch die Zubettgehsituation des Kindes verloren geht. Sie hat keine Zeit mehr für sich selbst.

Der 4 Punkte-Plan: Zeit für mich selbst

Um Kraft zu tanken und auch in schwierigen Situationen Ruhe bewahren zu können, sollten Sie sich schrittweise immer längere Zeitabschnitte einrichten, in denen sich Ihr Kind alleine beschäftigt und Sie Zeit mit Ihrem Partner verbringen, ein entspannendes Schaumbad nehmen, lesen oder sich einfach Ruhe gönnen.

Der 4 Punkte-Plan

1. Feste Zeiten
Überlegen Sie sich, wann Sie Zeiträume für sich und feste Zeiten mit Ihrem Partner einräumen können. Stellen Sie für diese Zeiten fest, welche Angebote Ihr Kind währenddessen nutzen kann. Diese Zeit kann auch dann sein, wenn Ihr Kind bereits schläft.

Feste Zeiten

Abgrenzen

2. Abgrenzen

Grenzen Sie Ihren Bereich insoweit ab, dass alle wissen, dass Sie jetzt nur in ganz wichtigen Fällen gestört werden dürfen. Dazu gehört auch, sich manchmal nicht so wichtig zu nehmen. Kinder können in der Regel auch gut mal eine viertel Stunde alleine bleiben und kommen damit besser zurecht als gedacht. Sie sollten an Ihre Stressverstärker und den Einfluss denken, den diese genau in diesen Momenten auf Sie haben. Stellen Sie fest, wie es Ihnen in »Ihren Zeiten« geht. Freuen Sie sich schon auf diese eigenen Momente?

Umsetzung

3. Umsetzung der Zeit für sich
Kurze Zeiten

Fangen Sie mit kürzeren Zeiten an. Nutzen Sie beispielsweise zu Beginn 5–10 Minuten ganz bewusst für sich selbst. Vielleicht genießen Sie es, in Ruhe die Tageszeitung durchzublättern oder Sie freuen sich auf ein kurzes ungestörtes Telefonat mit einer Freundin. Diese kurze Zeit kann bereits sehr viel wert sein. Wichtig ist, dass Sie Ihrem Kind erklären, dass Sie nun Zeit für sich brauchen und es Sie nicht stören darf. Dazu legen Sie zunächst fest, was das Kind während dieser Zeit tun kann.

Konkrete Zeit-
angaben

Signale setzen

Machen Sie auch bei dieser kurzen Zeit für Ihr Kind sichtbar, dass Sie nun Ihre persönliche Zeit nutzen werden. Zum Beispiel durch eine rote Ampel oder ein Stopp-Schild für kleinere Kinder oder ein »Zutritt nur bei Lebensgefahr«-Schild für ältere Kinder. Vielleicht setzten Sie auch ein Stofftier vor die Zimmertür, das als Wachmann den Weg versperrt. Besonders anschauliche Stopp-Schilder gibt es im Spielzeuggeschäft zum Beispiel für Eisenbahnen. Gerade bei kleinen Kindern ist es notwendig, eine konkrete Zeitangabe zu machen, da für sie Zeitangaben in Minuten zu abstrakt sind. Verwenden Sie eine Sanduhr oder eine Eieruhr und erklären Sie Ihrem Kind, Sie nicht zu stören, bis die Sanduhr abgelaufen ist bzw. die Eieruhr geklingelt hat.

Konsequenz

Wenn Ihr Kind Sie nach kurzer Zeit nicht gestört hat, loben Sie es dafür, dass es sich alleine beschäftigen kann. Stört es Sie, bringen Sie Ihr Kind wieder zurück zu seiner Tätigkeit und schenken Sie ihm keine Aufmerksamkeit für sein Stören. Wie Sie bereits gelernt haben, ist Aufmerksamkeit oft unbemerkt ein positiver Verstärker/eine Belohnung für unerwünschtes Verhalten. Seien Sie aber auch konsequent mit sich selbst! Vielen Eltern fällt es schwer, Zeit für sich selbst einzufordern, da sie es gewohnt sind, ununterbrochen für ihr Kind da zu sein. Achten Sie darauf, sich nicht selbst zu vergessen und berücksichtigen Sie Ihre eigenen Ressourcen, um so regelmäßig aufzutanken. Nach dem intensiven ersten Lebensjahr, müssen Eltern das oft wieder lernen und sich »selbst erziehen«. In diesem Fall kann auch ein kleines Stopp-Schild für Sie selbst hilfreich sein.

Ansprechbar bleiben

Ansprechpartner bleiben

Dennoch sollten Sie für Ihr Kind in wichtigen Situationen ansprechbar sein bzw. wenn dies nicht sofort zu verwirklichen ist, dem Kind z. B. sagen: »Warte einen Moment, ich bin sofort für dich da, wenn ich das Telefongespräch beendet habe.« Dies sollten Sie dann auch unbedingt einhalten. Geben Sie Ihrem Kind eine anschauliche Angabe, wann Sie sich wieder um es kümmern können. Antworten, wie: »Ich komme in 5 Minuten zu Dir«, kann Ihr Kind schlecht einschätzen. In der Folge wird es quengelig und Sie bei der Beendigung Ihrer Tätigkeit aufhalten.

4. Etablieren Sie die Zeiten für sich zur Routine

Routine

Auf diese Weise lernt Ihr Kind, dass Ihre Zeit für sich zum Alltag dazu gehört und es wird diese Zeiten akzeptieren. Auch hier ist Regelmäßigkeit wichtig, um einen Lernerfolg bei Ihrem Kind und sich selbst zu erzielen.

Übung

Etablieren Sie eine Zeit für sich selbst nach dem 4 Punkte-Plan. Wie könnte Ihre persönliche Wohlfühl-Zeit aussehen?

_____

_____

_____

_____

_____

_____

_____

Rückblende

Zum Abschluss dieser Sitzung bekommen Sie einen kurzen Überblick über die Inhalte, von denen Sie heute erfahren haben. Selbstverständlich ist es notwendig, diese im Hinblick auf die eigene Familiensituation immer wieder zu überdenken und zu überprüfen, inwieweit die einzelnen Inhalte bereits schon umgesetzt werden konnten und bei welchen es noch Schwierigkeiten gibt. Sie haben verschiedene Möglichkeiten kennengelernt, wie Sie mit Stress im Allgemeinen und natürlich im Umgang mit Ihrem Kind besser umgehen können.

Sitzung 4

- Die Eskalationsfalle
- Stress und Entspannung
- Zeit- und Aufmerksamkeit
  - Spaß- und Spielzeit mit Ihrem Kind
  - Zeiten für Sie selbst (4 Punkte-Plan)

Hausaufgaben

Zum Abhaken

☐ 1. Nehmen Sie sich bitte Zeit, um die Sitzung durchzuarbeiten.

☐ 2. Überlegen Sie, wann Sie in die Eskalationsfalle tappen und wie Sie diese durchbrechen können.

☐ 3. Bearbeiten Sie die Übung zu Ihrem persönlichen Stress-O-Meter.

☐ 4. Sammeln Sie Ideen für die Spaß- und Spielzeit.

☐ 5. Führen Sie eine feste »Zeit für sich selbst« nach dem 4 Punkte-Plan ein.

☐ 6. Führen Sie die Imaginationsübung »Ritterrüstung« durch.

☐ 7. Lesen Sie Ihrem Kind jeden Tag eine Geschichte aus der Geschichtensammlung vor.

☐ 8. Bitte führen Sie das Schlaf- und Glücksprotokoll für Ihr Kind vollständig und korrekt!

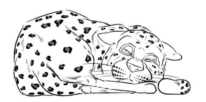

Sitzung 5: Angst, Geborgenheit und Ernährung

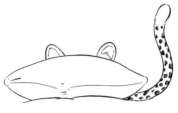

In dieser Sitzung wird es um die Themen »Angst«, »Geborgenheit« und »Ernährung Ihres Kindes« gehen sowie um die Entspannung durch Baby- bzw. Kindermassage.

Ein wichtiger Faktor für einen ungestörten Schlaf ist die Geborgenheit, die Sie Ihrem Kind vermitteln können. Geborgenheit ist die Voraussetzung für einen vertrauensvollen Umgang miteinander und hilft Ihrem Kind auch schon in einem frühen Alter, Selbstständigkeit und das gute Gefühl zu entwickeln, dass es sich sicher fühlen kann. Dies wiederum führt dazu, dass sich Kinder weniger ängstlich fühlen und besser schlafen. Um dieses Gefühl der Geborgenheit zwischen Ihnen und Ihrem Kind zu fördern, möchten wir Ihnen einige Anregungen geben.

Die richtige und regelmäßige Ernährung ist vor allem bei sehr kleinen Kindern ein weiterer wichtiger Faktor für einen ungestörten Schlaf, aber auch in den Fällen, wenn es zu Umstellungen in der Ernährung kommt. Dies ist zum Beispiel der Fall beim Breistart zwischen dem 7.–12. Monat und dem Übergang zur Familienkost um das zweite Lebensjahr herum. Dabei wollen wir vor allem das Vorgehen nach Schritten in schwierigen Situationen beleuchten.

Ein weiterer Punkt dieser Sitzung ist die Baby- bzw. Kindermassage. Diese kann dazu eingesetzt werden, um unmittelbar Entspannung und Schlaf bei Ihrem Kind zu fördern, aber auch, um Ihrem Kind 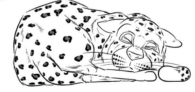 einfach die schon erwähnte Geborgenheit zu vermitteln und sein allgemeines Wohlbefinden zu verbessern. Und Spaß macht es außerdem. Probieren Sie es einfach mal aus!

Sitzung 5 – Inhaltlicher Einstieg

5.1 Geborgenheit und Angst

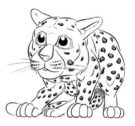

Produktion von Ängsten

Das Auftreten von Trennungs- und Verlassensängsten bei Ihrem Kind in der Nacht ist auch wesentlich davon abhängig, wie geborgen sich Ihr Kind während des Tages fühlt. Wenn Ihr Kind tagsüber immer wieder in seinem Gefühl bestätigt wird, dass jemand für es da ist, wenn es etwas braucht (das können körperliche Bedürfnisse wie Hunger oder Durst sein oder psychische Bedürfnisse wie Trost und Aufmerksamkeit), wird es diese Sicherheit auch zur Schlafenszeit empfinden.

Sicherheit vor Erfahrung

Macht es dagegen die Erfahrung, dass seine Bezugspersonen unvorhergesehen nicht da sind, wenn es Sie braucht, kann es passieren, dass Ihr Kind nachts aufwacht und nach Ihnen ruft, um sich Ihrer Anwesenheit zu versichern. Dieses »Nicht-anwesend-Sein« während des Tages kann auch bedeuten, dass man körperlich zwar anwesend, aber mit den Gedanken ganz woanders ist. Dann ist man für das Kind gefühlsmäßig nicht erreichbar und es kann sein, dass Ihr Kind die benötigte Zuwendung nachts einfordert. Ein Kind, das Ihre Zuneigung und Zuwendung spürt, ist auch selbstständiger, da es nicht um den Verlust oder das Schwanken dieser Zuneigung fürchten muss und offener auf andere Kinder und Erwachsenen zugehen kann. Diese Selbstständigkeit ist wiederum die Voraussetzung, dass sich Ihr Kind in der Nacht selbst beruhigen kann. Zudem können Sie Ihrem Kind etwas sehr schönes schenken. Die Erfahrung, dass es sich auf Ihre Zuwendung verlassen kann, ist prägend für sein ganzes weiteres Leben und erleichtert es ihm, Freundschaften und später glückliche Partnerschaften einzugehen.

Verabschiedungsritual

Falls es Ihrem Kind noch schwer fallen sollte, sich für kurze Zeit von Ihnen zu trennen, können Sie ihm beispielsweise mit einem besonderen Begrüßungs- und Verabschiedungsritual helfen. Wird dies zu einer verlässlichen und ganz speziellen Handlung zwischen Ihnen beiden, wird es die Trennung von Ihnen als weniger bedrohlich oder ängstigend empfinden und sich sicher sein, dass Sie zurückkommen. Eine typische Situation hierfür wäre das Hinbringen zur und Abholen aus der Kita. Ihrer Kreativität sind hierbei keine Grenzen gesetzt. Beispiele wären Eskimoküsse, Huckepack-Tragen, oder eine bestimmte Begrüßungsformel.

5.1.1 Übung – Geborgenheit

Sammeln Sie weitere Ideen! Wie schenken Sie Ihrem Kind Zuneigung bzw. wie vermitteln Sie ihm Sicherheit? Gibt es bei Ihnen eine familien-

typische Zuwendung? Wie haben
Ihre Eltern Ihnen ihre Zuneigung
gezeigt?

_____

_____

_____

_____

5.1.2 Kindliche Ängste

Das Thema »Angst« begleitet uns Menschen seit der Geburt und nimmt
im Laufe des Lebens verschiedene Gestalten an. Im Folgenden sollen
die wichtigsten entwicklungsbedingten Ängste, die im Alter von einem
halben Jahr bis 4 Jahren relevant sind, kurz charakterisiert werden.
Wichtig ist, dass Sie bedenken, dass Sie als Eltern die Ausbildung dieser
Ängste nicht verhindern können, sondern diese zur Entwicklung gehören. Allerdings können Sie Ihr Kind bei der Angstverarbeitung unterstützen und ihm Sicherheit geben.

Im 1. Lebensjahr

Reize, die die angeborenen Angstreaktionen kurz nach der Geburt auslösen, sind vor allem plötzliche, laute Geräusche, Schmerz, das Gefühl
zu fallen, Blitze und Schatten. Die unwillkürliche Reaktion des Babys
darauf ist das Schreien. Hierbei wendet es oft das Gesicht ab und um-
klammert die Mutter. Diese Reaktion ist für den abhängigen Säugling
die einzige lebenserhaltende Möglichkeit, da seine Handlungsmöglichkeiten noch sehr beschränkt sind.

Ängste im
1. Lebensjahr

In der zweiten Hälfte des ersten Lebensjahrs können dann *Separati-
onsängste* (Trennungs- und Verlustängste) bei Kindern auftreten. Nach
der Geburt vergrößert sich der Wahrnehmungsbereich Ihres Kindes
rasant. Von der Neugier gepackt wird Ihr Kleines schnell Gefallen an
den vielen Dingen finden, die die Welt ausmachen. Es sammelt dabei
viele schöne Erfahrungen und Eindrücke. Manche Begegnungen machen
ihm allerdings auch Angst.

Die ersten sichtbaren Furchtreaktionen zeigen sich im 4.–6. Monat.
Das allen bekannte »*Fremdeln*« tritt etwa um den 8. Monat auf, weshalb
man auch oft von der »Acht-Monats-Angst« spricht. Vor dem Hintergrund, dass Kinder nun in der Lage sind, zwischen »fremd« und »vertraut« zu unterschieden, kommt es zu verschiedenen Angstreaktionen
seitens des Kindes, wenn es sich von den Vertrauenspersonen verlassen

Sitzung 5

111

fühlt, beispielsweise weint es, wenn es die Bezugsperson nicht mehr sehen kann. Ihr Kind wird, wenn auch nur in gewissen Grenzen, immer unabhängiger von Ihnen. Diese neue Situation hat zwei Seiten: Auf der einen Seite begrüßt Ihr Kind diese neue Entwicklungsstufe, es ist neugierig auf seine Umwelt und will diese unabhängig erkunden. Mit diesem Prozess beginnt die Entfaltung eines neuen kleinen Individuums, das sich der absoluten Kontrolle seiner Eltern entzieht. Auf der anderen Seite erwächst aus dieser Entwicklung folgender Konflikt: Der Wunsch nach Eigenständigkeit steht dem Umstand gegenüber, dass Ihr Kind noch eine ganze Weile auf Ihre Hilfe angewiesen ist. Ist es da nicht selbstverständlich, dass Ihr Kind sich in dieser Zeit der Veränderung ängstigt?

→ Bedeutend für das Schlafverhalten ist, dass die Trennungsangst im Dunkeln und beim Alleinsein (Einschlafschwierigkeiten, Schlafstörungen, nächtliche Angstattacken) besonders intensiv erlebt wird.

Im 2. bis 3. Lebensjahr

Ängste im 2./3. Lebensjahr

In diesem Lebensabschnitt kommen die Angst vor der Dunkelheit, die Angst vor Alpträumen, Räubern und Tod, die Angst vor Tieren und die Angst vor unbekannten Objekts, Situationen und Personen hinzu. Auch hier sind die bekannten Angstreaktionen zu erwarten: schreien, klammern an Bezugspersonen, abwenden, weglaufen, suchen nach Sicherheit und mittlerweile auch der Versuch der sprachlichen Mitteilung. Typisch sind hierbei jedoch auch oft das gezielte Vermeiden von angstauslösenden Situationen/Dingen und das Unterdrücken der Angst. Kinder verleugnen oftmals ihre Angst, obwohl ihre Mimik und die gesamte Körperhaltung ihre Gefühle verraten.

Im 4. bis 5. Lebensjahr

Ängste im 4./5. Lebensjahr

In diesem Alter haben Kinder vermehrt Angst, wenn sie bemerken, dass andere Personen Angst haben oder bei Bedrohung, Verletzung, Unfall und Feuer. Das plötzliche Auftreten von Angstgefühlen, die jedoch nur von kurzer Dauer sind, ist vor allem im Vorschulalter häufig zu beobachten. Sie sind gekennzeichnet durch eine starke Intensität, wobei die Gefühlslage innerhalb von Minuten in das genaue Gegenteil umschlagen kann.

Mit dem »Erklimmen« verschiedener Entwicklungsstufen sind Kinder von Zeit zu Zeit besonders labil und anfällig für Nachtängste. Alpträume und Nachtängste können bereits im 2. Lebensjahr auftreten. Typisch für Kinder mit starken Nachtängsten ist die heftige Gegenwehr beim Zubettgehen und Einschlafen. Selbst wenn sie fast vor Müdigkeit umfallen, zögern sie das Verabschieden der Eltern für die Nacht hinaus. Sie stellen eine Unmenge an Fragen, die jetzt noch geklärt werden müssen, oder sie bitten immer wieder um ein weiteres Glas Wasser, eine weitere Geschichte, noch einen Gute-Nacht-Kuss usw. Möglicherweise sieht Ihr Kind in dem bevorstehenden Einschlafen ein bedrohliches Ereignis, das die Aufgabe des Sicherheitsgefühls und das Eintauchen in eine unbekannte Welt mit Bedrohungen oder Einsamkeit darstellt.

5.1.3 Hilfe bei Nachtängsten

Wir haben bereits die Beispiele »rote Schnur« und »Schlafanzug-Suchspiel« genannt. Sie zeigen, wie Sie mit der Angst Ihres Kindes, alleine im Bett zu schlafen, umgehen können. Eine andere Möglichkeit, Ängste von Kindern kreativ zu bewältigen, kann folgender Einsatz von Kalimba sein:

Bisherige Strategien

Kalimbas Flecken

Erzählen Sie Ihrem Kind die Geschichte von Kalimbas Zauberflecken. Bestimmte Flecken von Kalimba haben eine ganz spezielle Kraft. Wenn Ihr Kind alt genug ist, können Sie gemeinsam einen Fleck auswählen, der ihm eine besondere Kraft gibt. Beispielsweise kann der Fleck an Kalimbas rechtem Ohr der »Mut-Mach-Fleck« sein, der Ihrem Kind nachts Mut macht, wenn es Angst hat. Kalimba hat jedoch auch »Gute-Träume-Flecken« und natürlich auch »Retter-Flecken«, falls sich Ihr Kind durch beispielsweise ein Geräusch in der Nacht bedroht fühlt.

Mut-Mach-Flecken

Sie müssen nun gemeinsam mit Ihrem Kind diesen Fleck aufladen. Das geht ganz einfach, wie schon in vorherigen Sitzungen dargestellt: Konzentrieren Sie sich gemeinsam mit Ihrem Kind ganz fest auf die Kraft des Flecks, z. B. die des »Mut-Mach-Flecks«. Legen Sie Ihren Zeigefinger auf den Fleck, Ihr Kind tut dasselbe. Atmen Sie nun dreimal tief durch, während Sie ganz fest an die Kraft des Flecks denken und sich ganz genau das Bild dazu vorstellen. Wie bereits bei dem Thema »Rituale« erläutert wurde, sprechen Kinder besonders gut auf symbolische Handlungen an. Ihr Kind wird die Kraft förmlich spüren können, die durch den Aufladeprozess auf es übertragen wird. Da der Fleck von ihm selbst und einem Elternteil aufgeladen wird, erfährt es ein starkes Gefühl der Selbstwirksamkeit – schließlich bekommt es die Kraft nicht irgendwoher, sondern es ist seine eigene Kraft/Fähigkeit, die mit Hilfe eines Elternteils in einem der Flecken gebündelt wird.

Flecken aufladen

Falls der Fleck nach dem ersten Aufladevorgang noch nicht vollständig aufgeladen sein sollte, wiederholen Sie den Prozess, bis Ihr Kind das Gefühl hat, dass sein Kalimba nun ausreichend Kraft für die Nacht getankt hat. So kann Ihr Kind den Fleck nachts in Anspruch nehmen, indem es den Finger auf den »Mut-Mach-Fleck« des Leoparden legt und dann selbstständig mit seiner Angst umgehen und sie bewältigen kann.

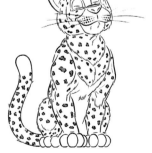

> **Tipp**
>
> Sinnvoll ist es, markante Flecken zu benutzen. Flecken auf der Nase, am Ohr oder der große Fleck am Bauch können nachts problemlos ertastet werden, ohne das Licht anzumachen, und Ihrem Kind Kraft geben. Verwenden Sie auch einmal selbst einen Leoparden-Fleck, wenn Sie wissen, dass Ihr Kind Sie beobachtet. Denn wenn sogar Mama oder Papa den Leopardenfleck verwenden, dann muss er ja wirklich wirken!

Kalimbas Freunde

Kalimbas Freunde einladen

Kalimba hat nicht nur ganz besondere Zauberflecken, sondern kann auch seine ganzen Freunde aus dem Zauberland einladen. Gemeinsam werden die Freunde Ihr Kind in der Nacht beschützen und über dessen Schlaf wachen. Erzählen Sie dazu Ihrem Kind die Geschichte von Kalimbas Freunden aus dem Zauberland, während Sie um das Bett Ihres Kindes alle möglichen Stofftiere setzen. Diese sitzen natürlich mit dem Rücken zum Kind, da Sie es beschützen wollen. Vielleicht ist ein Elefant dabei, der ganz laut trompetet, falls irgendetwas sein sollte, oder ein Löwe, der ganz laut brüllt und faucht. Natürlich müssen Freunde erst eingeladen werden! Basteln Sie bei Kindergartenkindern dazu gemeinsam mit Ihrem Kind eine Einladung. Achten Sie bei Ihren Erzählungen darauf, den Fokus auf die Schutzfunktion der Freunde zu legen und nicht auf Monster oder Einbrecher, vor denen Ihr Kind Angst haben könnte.

Hilfe bei Alpträumen

Alpträume verstehen

Manchmal fürchten sich Kinder vor dem Schlafengehen, weil sie einen Alptraum, z. B. von einem Monster hatten. Malen Sie am Tage mit Ihrem Kind ein Bild von dem Alptraum. Überlegen Sie nun gemeinsam, was man in das Bild hinein malen könnte, damit der Alptraum nicht mehr als beängstigend erlebt wird. Kommt vielleicht Kalimba als Riese, ein lieber Dinosaurier oder eine gute Fee und verscheucht das Monster? Wichtig ist, dass Ihr Kind bei der Entschärfung des Alptraums mitbestimmt und beteiligt ist. Diese Strategie sollte nicht vor dem Schlafengehen angewendet werden, da sonst das Kind mit dem Alptraum in Gedanken ins Bett gehen wird.

Sorgt sich Ihr Kind über gewisse Dinge, die auch in Träumen vorkommen können, verschließen Sie die Sorgen in einer Kiste. Verwenden Sie hierzu eine Kiste, die Sie mit Ihrem Kind gemeinsam dekoriert oder gebastelt haben. Flüstern Sie am Tag die Sorgen in die Kiste und verschließen Sie diese fest mit einem großen Geschenkband. Ältere Kinder können die Sorgen auch malen und verstauen. Vielleicht muss der Deckel auch mit einem großen Buch beschwert werden, damit die Sorgen auch wirklich sicher verpackt sind. Wichtig ist auch hier, dass Ihr Kind

114

in den Prozess involviert ist und mitbestimmen kann.

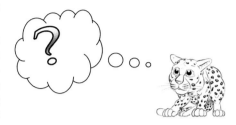

Wussten Sie, dass man gute Träume abends vor dem Schlafengehen auch einflüstern kann? Welche Träume Ihr Kind sich wohl wünscht als Ersatz für den Alptraum?

Übung – Ängste

Erinnern Sie sich noch, wovor Sie früher Angst hatten? Haben Sie sich vielleicht auch manchmal vor der Dunkelheit, Monstern oder Alpträumen gefürchtet? Was hat Ihnen damals geholfen, Ihre Ängste zu bekämpfen? Was hätten Sie sich in solchen Situationen gewünscht?

_____

_____

_____

_____

Noch einige grundlegende Verhaltensregeln beim Umgang mit Ihrem ängstlichen Kind:

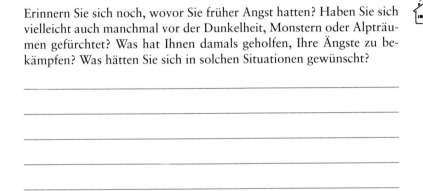

Eltern

Verhaltensregeln

- Bestrafen oder verspotten Sie Ihr Kind nie, wenn es Ihnen seine Ängste offen zeigt. Sie laufen sonst Gefahr, dass sich die Ängste verfestigen.
- Wird Ihr Kind nachts von einem Alptraum geplagt oder zeigt es tagsüber Ängste, verzichten Sie auf jede übertriebene Reaktion von Zuwendung und Zärtlichkeit, da dies die Angst verstärken kann.
  → In der Nacht ist es vor allem wichtig, dass Sie ruhig bleiben und nur gedämpft sprechen, damit Ihr Kind wieder einschlafen kann. Die häufigste Ursache für Alpträume sind ängstigende Erlebnisse des Tages.
  → In der Regel nehmen Alpträume im Schulalter hinsichtlich der Häufigkeit ab. Häufige Alpträume können, wie auch sonstige Schlafstörungen, aus Beziehungsproblemen innerhalb der Familie resultieren, aus Leistungsstörungen, aus Überforderungen oder auch durch belastende Erlebnisse »entstehen«.

Sitzung 5

- Es ist günstig, keine Bewertung hinsichtlich der Ängste Ihres Kindes vorzunehmen. Bedenken Sie, dass es durchaus sein kann, dass Dinge, die Erwachsenen vielleicht allzu harmlos erscheinen, für Kinder umso realer und bedrohlicher sind: Monster im Schrank können unter Umständen genauso viel Angst einflößen wie der große, schwarze Hund des Nachbarn oder ein gemeines Kind in der Kita. Wichtig ist an dieser Stelle, herauszustellen, dass es völlig unerheblich ist, ob objektiv eine Gefahr droht. Was zählt, ist die subjektive Empfindung Ihres Kindes.

→ Zeigen Sie Ihrem Kind, dass Sie es ernst nehmen. Sowohl für Kinder als auch für Erwachsene ist es wichtig, dass sie das Gefühl haben, von wichtigen Bezugspersonen ernst genommen zu werden. Das Verharmlosen Ihrer Ängste beispielsweise durch den Partner würde Sie auch verärgern bzw. verunsichern.

5.1.4 Was können Sie tun, um Ihrem Kind Geborgenheit zu vermitteln?

Eltern

Versuchen Sie, die folgenden Tipps nach und nach in Ihren Familienalltag einfließen zu lassen.

Kreuzen Sie in der Tabelle an, welche Verhaltensweisen Sie schon praktizieren und um welche Sie sich noch kümmern könnten.

Checkliste: Geborgenheit für Ihr Kind	☺ Machen wir schon	! Haben wir noch vor
Aufmerksam sein. Seien Sie aufmerksam für die Bedürfnisäußerungen Ihres Kindes und reagieren Sie direkt darauf. Das muss nicht heißen, dass Ihr Kind immer seinen Willen durchsetzen kann, doch vor allem bei kleinen Kindern fühlen sich alle Bedürfnisse überlebenswichtig an und sie verzweifeln schnell, wenn ihnen niemand hilft. Achten Sie darauf, was Ihr Kind braucht, das muss nicht das sein, was Ihr Kind will! Durch eine schnelle Reaktion können Sie Ihrem Kind die Erfahrung vermitteln, dass es durch sein Verhalten etwas in seiner Umgebung bewirken kann. Dadurch fühlt es sich z. B. auch nachts nicht hilflos seinen Ängsten ausgeliefert, was den Schlaf verbessern kann.	☐	☐
Loben. Ermutigen und bestärken Sie Ihr Kind in positiven Erfahrungen. Dies kann geschehen durch aufmerksames Zuhören, Zulächeln, Über-den-Kopf-Streicheln,	☐	☐

Checkliste: Geborgenheit für Ihr Kind	☺ Machen wir schon	! Haben wir noch vor
Lob wie »Du hast aber toll den Tisch gedeckt!« (versuchen Sie, sich hier auf konkrete Leistungen zu beziehen, das spornt Ihr Kind an, dieses Verhalten öfter zu zeigen), Ermunterungen oder indem Sie Ihre eigenen Aufgaben unterbrechen und sich dem Kind zuwenden. Oder loben Sie Ihr Kind im Beisein von Dritten. Jedes Kind wächst ein paar Zentimeter, wenn es die Mutter zu anderen sagen hört, wie stolz sie ist, dass Ihr Kind diese Nacht alleine in seinem Bett verbracht hat. Oder loben Sie einen positiven Charakterzug Ihres Kindes, z. B. »Ich freue mich jedes Mal darüber, wenn du so herzhaft lachst!«		
Verlässlicher Tagesablauf. Sorgen Sie für einen verlässlichen und vorhersehbaren Tagesablauf. Das gibt Ihrem Kind Sicherheit.	☐	☐
Kindgerechte Sprache. Achten Sie darauf, mit dem Kind kindgerecht zu sprechen und sich in seine Sicht der Welt hinein zu versetzen. Klare, eindeutige Formulierungen und Anweisungen helfen Ihrem Kind, sich in einer für es ohnehin schon komplexen Welt zu orientieren. Vermeiden Sie trotzdem Befehle wie »Teller leer« oder »Aufheben«. Liebevollere Formulierungen, die auch den Grund Ihres Wunsches beinhalten wie »Heb bitte deine Pfeife auf, sonst tritt jemand darauf und dann ist sie kaputt«, erweitern den Wortschatz Ihres Kindes und helfen besonders in der Trotzphase, Wutanfälle zu vermeiden.	☐	☐
Spiel- und Spaßzeiten. Spielen Sie mit Ihrem Kind. Einmal am Tag sollten Sie sich Zeit nehmen für eine bewusste »Spiel- und Spaßzeit«. Schauen Sie gemeinsam ein Bilderbuch an, spielen Sie das Lieblingsspiel Ihres Kindes oder basteln oder backen Sie gemeinsam. Oder erzählen Sie Ihrem Kind Geschichten aus der Zeit, als es noch ganz klein war oder sehen Sie sich die Fotoalben aus der Babyzeit an. Diese positiv verbrachte Zeit fördert die Nähe zwischen Ihnen und Ihrem Kind und gibt ihm Selbstvertrauen.	☐	☐
Körperkontakt. Fördern Sie den Körperkontakt zwischen sich und Ihrem Kind. Tragen Sie Ihr kleineres Kind ruhig öfter am Tag, z. B. auch mal während der Hausarbeit. Es hat sich gezeigt, dass getragene Kinder weniger weinen und in der Regel zufriedener sind als Kinder, die nicht in den Genuss von so viel körperlicher Nähe kommen. Wenn Ihr Kind größer ist, gibt es immer noch viele Möglichkeiten, den körperlichen Kontakt zu intensivieren, z. B. durch die Kindermassage. Es gibt größere Kinder, denen sehr sanfter Kontakt unangenehm ist. Versuchen Sie es hier vielleicht mal mit einer Kissenschlacht. Ein »Nein« zu körperlichem Kontakt sollte jedoch immer respektiert werden. So lernen Kinder auch, sich vor sexuellem Missbrauch zu schützen.	☐	☐

Sitzung 5

Checkliste: Geborgenheit für Ihr Kind	☺ Machen wir schon	! Haben wir noch vor
Abendreflexion. Ist Ihr Kind schon größer (etwa ab 3 Jahre), reflektieren Sie mit ihm vor dem Einschlafen den Tag. Was ist Schönes passiert? Was war nicht so schön? Helfen Sie Ihrem Kind, die Tageserlebnisse zu verarbeiten und einzuordnen.	☐	☐
Angemessen Schimpfen. Schimpfen ist manchmal unvermeidlich. Damit Ihr Kind dies nicht als willkürliche Machtdemonstration empfindet, gibt es 4 einfache Regeln: 1. Auf den Ton achten. Eine schrille, hohe Stimme verrät Ihre eigene Hilflosigkeit. Ein ruhiger, sicherer Tonfall vermittelt dagegen Sicherheit. 2. Auf Höhe des Kindes argumentieren. Sich zum Kind hinunter zu beugen zeigt, dass man es ernst nimmt und respektiert. 3. Beim Thema bleiben. Nicht vom Hölzchen aufs Stöckchen kommen. Denn am Ende bleibt sonst der Eindruck, dass nichts funktioniert. Also: Kritik dosieren, keine Verallgemeinerungen, kein Rundumschlag. Kommt Ihr Kind Ihren Aufforderungen nach, vermeiden Sie Formulierungen wie: »Wenn das nur jeden Tag so klappen würde.« oder »Wenn du nur deine Schuhe genauso gut wegräumen würdest.« Dies frustriert Ihr Kind nach der vollbrachten Leistung. 4. Das Versöhnen nicht vergessen. Eine Umarmung und der Satz: »Schatz, ich habe mich eben sehr geärgert, aber Fehlermachen gehört eben dazu« oder »Lass uns wieder gut miteinander sein« geben dem Kind seine Selbstsicherheit wieder.	☐	☐
Unterstützung bei Fremdeln. Wenn Ihr Kind fremdelt, ist dies kein Anzeichen dafür, dass sich Ihr Kind nicht sicher aufgehoben fühlt! Es ist im Gegenteil ein positives Zeichen dafür, dass es sich sehr stark mit Ihnen verbunden fühlt und ist kein Anlass zu Ärger oder Sorge. Das fremdelnde Kind sollte getröstet und beruhigt werden, diese Entwicklungsphase geht von alleine vorüber.	☐	☐

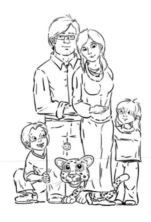

5.2   Schritt für Schritt zum guten Schlaf

Im Laufe der bisherigen Sitzungen haben Sie viele Strategien und Tipps bekommen, wie Sie die Schlafsituation Ihres Kindes beeinflussen und verbessern können. Um all diese Strategien erfolgreich und mit Struktur einsetzen zu können, ist ein Vorgehen nach Plan wichtig: Schritt für Schritt zum guten Schlaf! Nutzen Sie das folgende Vorgehen nach Schritten bei Ihrem nächsten Vorhaben. Sinnvoll ist die Verwendung des Plans auch, wenn nach Ausnahmesituationen oder Rückfällen durch Krankheit, Urlaub, Umzug oder Belastung alte Muster wieder aufgetreten sind.

Planung sinnvoll

Es werden zwei typische Beispielsituationen dargestellt, die häufig bei Klein- und Kindergartenkindern vorkommen. Zum einen das Weinen und Rufen nach den Eltern bei nächtlichem Erwachen, zum anderen das Stehen am Elternbett. Treten diese Situationen öfter auf, können Sie sich gemeinsam mit Ihrem Partner auf das nächste Mal vorbereiten. Oftmals sind nicht Ängste Gründe für das nächtliche Erwachen und das Nicht-wieder-einschlafen-Können, sondern Gewohnheiten oder zum Teil auch das Testen von Grenzen. Nehmen Sie die folgenden Beispiele als Inspiration zur Veränderung einer ähnlichen oder gleichen Problematik bei Ihrem Kind und passen Sie die erforderlichen Schritte zur Veränderung individuell an Ihre Situation zuhause an.

Denken Sie daran, dass es auch hier, wie bei allen Änderungen, die Sie neu einführen, zunächst zu einer Verschlechterung kommen kann. Halten Sie es durch, die Veränderungen konsequent und regelmäßig umzusetzen und sind Sie sich mit Ihrem Partner einig darüber, so lernt Ihr Kind schnell dazu und wird das gewünschte Verhalten zunehmend zeigen.

Verschlechterung möglich

Was mache ich, wenn mein Kind nachts aufwacht, weint und nach mir verlangt?
Was mache ich, wenn mein Kind nachts am Elternbett steht?

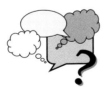

> *Schritt 1: Überlegen Sie sich, was eventuelle Ursachen für das Erwachen Ihres Kindes sein könnten.*

Bekommt Ihr Kind eventuell gerade Zähnchen, die es plagen? Hat es einen Beißring oder ähnliche Hilfen, um mit dieser schwierigen Zeit besser umgehen zu können (wenn Sie den Eindruck haben, dass Ihr Kind starke Schmerzen hat, konsultieren Sie Ihren Kinderarzt)? Wird Ihr Kind

Beispielgründe

Sitzung 5

119

eventuell von Bauchkoliken geplagt? Wenden Sie die verdauungsstimulierende Babymassage an? Gibt es andere Faktoren, die den Schlaf Ihres Kindes beeinflussen könnten (z. B. auch die Ernährung)? Greifen Sie bei der Überprüfung auf unsere Übung »Einflussfaktoren auf den kindlichen Schlaf« zurück (Licht- oder Lärmbelästigung, ein elektrisches Gerät in der Nähe des Bettchens, Temperatur ...).

Schritt 2: Überlegen Sie gemeinsam mit Ihrem Partner, wie genau Sie vorgehen wollen.

Einigkeit und Absprache

Wie beim Thema »Einigkeit« beim »Haus des gesunden Schlafs« ist es wichtig, dass Sie mit Ihrem Partner gemeinsam an einem Strang ziehen. Sie sollten genau festlegen, wer welche Aufgabe zu welchem Zeitpunkt übernimmt und was genau Sie machen wollen. Wenn klar abgemacht ist, wer nachts zu dem Kind geht, fühlt sich keiner allein gelassen und man kann zielgerichtet den geschmiedeten Plan ausführen. Ein weiterer Punkt ist, dass Sie sich beide unbedingt an die Abmachungen halten und darauf achten müssen, dass keiner dem anderen in die Quere kommt. Kinder spüren es, wenn sich die Eltern uneinig sind und nutzen die Schwäche eines Elternteils gezielt aus. Seien Sie konsequent!

Wer übernimmt welche Aufgabe?

Aufgabenteilung

Wechseln Sie sich ab oder übernimmt evtl. derjenige die Aufgabe, der die besseren Nerven hat?

Wie sieht das genaue Vorgehen aus?

Welche Strategie?

Wie lange wollen Sie bei Ihrem Kind bleiben? Werden Sie beruhigend auf es einreden oder es sanft streicheln? Wenn Sie Ihrem Kind die Chance geben wollen, zu lernen, sich selbst zu beruhigen, wie lange lassen Sie es allein, bevor Sie ihm wieder Sicherheit und Geborgenheit durch Ihre Nähe geben? Werden Sie ein Belohungssystem einsetzten? Wie genau wird dies aussehen? Hierbei ist es besonders wichtig, dass Sie sich ausgehend von Ihrer persönlichen Ausgangssituation realistische Ziele stecken, die Sie zunächst umsetzten wollen. Folgendes Beispiel soll eine mögliche Zielsetzung veranschaulichen:

Beispiel

Lisa (3,5 Jahre) stört Ihre Eltern bis zu achtmal in der Nacht. Sie beschließen gemeinsam, dass das erste Etappenziel auf dem Weg zu ruhigen Nächten eine Reduzierung der nächtlichen Störungen von acht- auf fünfmal pro Nacht sein soll. Das heißt für Lisa, dass sie nun bis zu fünfmal in der Nacht zu ihren Eltern kommen kann, aber nicht bei ihnen im Bett schlafen darf. Schafft Lisa dies, hat sie sich eine Belohnung am nächsten Morgen verdient. Die Belohnung muss dabei so groß sein, dass sie für das Kind auch wirklich einen Anreiz bietet, da es sonst sein Verhalten nicht verändert. Schafft Lisa es, dann bekommt sie am Morgen eine Belohnung.

120

Um erfolgreich zu sein, ist es wichtig, dass Veränderungen in kleinen Schritten umgesetzt werden. Im Beispiel der kleinen Lisa, die derzeit im Schnitt achtmal pro Nacht zu ihren Eltern ins Schlafzimmer kommt, lautet somit die Vereinbarung, dass sie zukünftig nur fünfmal pro Nacht zu ihren Eltern kommen darf. Kommt Lisa seit längerer Zeit nur noch fünfmal pro Nacht, wäre ein nächstes Ziel, dass Lisa nur noch 3 Mal pro Nacht kommt. Wenn auch dieses Ziel erreicht ist, liegt das Ziel, dass Lisa allein in ihrem Bett durchschläft, nicht mehr fern.

Kleine Schritte

Ähnlich kann diese Strategie bei Kindern angewendet werden, die nachts nach einem Elternteil rufen. Wenn die Eltern zukünftig an das Bett des Kindes kommen, muss ein Schlafstern abgegeben werden. Sind keine Schlafsterne mehr vorhanden, kann das Kind auch nicht mehr nach den Eltern verlangen. Für Kinder ist diese Schlussfolgerung meist selbstverständlich.

Wie gestalten Sie die Zeit, während Sie Ihrem Kind die Chance geben, zu lernen, sich selbst zu beruhigen und selbstständig wieder in den Schlaf zu finden?
Wollen Sie eine Imaginationsübung machen? Lesen Sie einen Imaginations-Tipp, der Ihnen Kraft gibt? Gehen Sie auf die Toilette oder ins Bad, um einen Mut-Mach-Spruch zu lesen? Orientieren Sie sich an einer Uhr oder atmen Sie einfach tief durch?

Ablenkung und Entspannung

> *Schritt 3: Besprechen Sie die neue Regel oder die Veränderung mit Ihrem Kind.*

Erklären Sie Ihrem Kind bereits am Mittag, dass sich ab jetzt etwas ändern wird: »Wir wollen eine neue Regel einführen, die besagt, dass du ab jetzt nachts in deinem Bett schläfst.« Beachten Sie die Tipps und Hinweise zum wirkungsvollen Auffordern.

Kind informieren

> *Schritt 4: Arbeiten Sie mit Visualisierungen.*

Durch bildliche Darstellungen fällt es besonders kleinen Kindern, die noch nicht zählen können, leichter, Abmachungen zu verstehen und sich daran zu halten. In diesem Beispiel wären fünf farbige Plastikbecher, Schlafsterne oder Bälle für die kleine Lisa geeignet. Für jedes Mal, wenn sie zu den Eltern kommt, muss sie einen Becher abgeben. Sind alle Becher weg, sieht Lisa: »Jetzt kann ich nicht mehr zu den Eltern kommen.«

Bildhafte Darstellung der neuen Regel/der neuen Erwartung

Ist Ihr Kind alt genug (ab 3 Jahre), kann es am nächsten Morgen für Erfolge, wie übrig gebliebene Becher, auch Punkte auf einem Plan bekommen, den vielleicht Sie gemeinsam mit Ihrem Kind gebastelt haben. Bei drei Punkten gibt es dann eine Überraschung. Wichtig: Punkte können nur gesammelt werden, nicht verloren gehen. Die bisherigen Erfolge sollen nicht durch eine schlechte Nacht zunichte gemacht werden.

Sitzung 5

> *Schritt 5: Bereiten Sie sich auf die Nacht vor.*

Vorbereitungen treffen

Beginnen Sie den Abend entspannt. Machen Sie eine Selbstimaginationsübung vor dem Schlafengehen, um Kraft für die Nacht zu tanken. Ihr Kind spürt es, wenn Sie selbst entspannt sind und Ihre innerliche Ruhe überträgt sich auf Ihr Kind. Wenn es beispielsweise öfter vorkommt, dass Ihr Kind nachts etwas trinken möchte, bereiten Sie gegebenenfalls ein Trinkfläschchen vor.

> *Schritt 6: Seien Sie konsequent.*

Richtige Lernverknüpfungen durch Konsequenz

Wollen Sie eine Verhaltensänderung bei Ihrem Kind erreichen, so ist es unbedingt notwendig, dass Sie konsequent sind. Darf Ihr Kind beispielsweise nach längerem Weinen oder Jammern schließlich doch in Ihrem Bett schlafen, so lernt Ihr Kind, dass es lange und intensiv genug jammern muss, um sein Ziel zu erreichen und bei Ihnen schlafen zu dürfen. So verstärken Sie unerwünschtes Verhalten. Konsequenz bedeutet für Kinder Verlässlichkeit. Wenn Sie Ihrem Kind sagen, dass Sie jederzeit für es da sind, wenn es ihm schlecht geht, dann sind Sie das auch. Ihr Kind weiß, dass es sich auf Sie verlassen kann. Kinder brauchen eine feste Struktur, an der sie sich orientieren können. Das können Regelmäßigkeiten und Rituale sein, für die ebenfalls Konsequenz nötig ist. Sie als Eltern sind dafür da, Ihrem Kind eine Struktur, Orientierung und Verlässlichkeit zu geben. Sprechen Sie sich mit Ihrem Partner ab, wenn Sie gerade nachts Probleme haben, konsequent zu sein.

> *Schritt 7: Belohnen Sie Ihr Kind.*

Attraktive Belohnung als Anreiz

Es ist wichtig, dass Sie Ihr Kind für seine Fortschritte belohnen. Am besten sind unmittelbare Belohnungen, das heißt, dass die Konsequenz unmittelbar auf das Verhalten folgt. Da dies nachts schwer umsetzbar ist, sollten spätestens am nächsten Morgen, wenn Ihr Kind einen Fortschritt gezeigt hat, zum Beispiel die Schlafwichtel etwas unter das Kopfkissen Ihres Kindes gelegt haben. Wurden in der Nacht keine Fortschritte erzielt, mussten die Schlafwichtel wieder gehen, ohne eine Überraschung da zu lassen. Aber in der nächsten Nacht werden Sie ja bestimmt allen Grund haben, etwas unter dem Kopfkissen zu verstecken.

Jetzt sind Sie dran: Erstellen Sie ein detailliertes Vorgehen nach Schritten, um Ihr nächstes Ziel bezüglich der Schlafsituation Ihres Kindes zu erreichen:

122

Schritt 1: Überlegen Sie, was eventuell Ursachen für das Erwachen Ihres Kindes sein können:

_____

_____

_____

Schritt 2: Überlegen Sie gemeinsam mit Ihrem Partner, wie genau Sie vorgehen wollen.

_____

_____

_____

_____

Schritt 3: Wie möchten Sie Ihrem Kind die neue Regel oder die Veränderung vermitteln?

_____

_____

_____

_____

Schritt 4: Mit welchen Visualisierungen möchten Sie arbeiten?

_____

_____

_____

Schritt 5: Welche Vorbereitungen auf die Nacht sind nötig?

_____

_____

_____

Schritt 6: Seien Sie konsequent! Welche Strategien können Ihnen dabei helfen?

_____

_____

_____

Sitzung 5

Schritt 7: Was könnte eine attraktive Belohnung für Ihr Kind sein?

_____

_____

_____

_____

5.3 Schlaf und Ernährung

5.3.1 Essen ist mehr als Nahrung

Bedeutung von Essen

Da nur ein sattes Kind gut schläft und die Ernährung vor allem in den ersten Lebensjahren oft mit großen Unsicherheiten seitens der Eltern behaftet ist, wollen wir Sie, die Eltern, ermuntern, das Abenteuer »Essen« mit Ihren Kindern in Angriff zu nehmen. Achten Sie hierbei immer darauf, dass die gewählte Ernährungsweise sowohl zu Ihrer Familiensituation als auch zu den vielfältigen Persönlichkeiten passt, die sich um einen Essenstisch platzieren.

5.3.2 Die drei kleinkindlichen Ernährungsphasen

Wegweiser, keine Gesetzmäßigkeit

Still- und Trinkphase: Muttermilch oder adaptierte Säuglingsmilch	ca. 1.–6. Monat
Milch-B(r)eikost-Phase: Muttermilch und B(r)eikost	ca. 6.–12. Monat
Familienkost-Übergangsphase: Angepasste Familienkost (und Muttermilch)	ca. 2. Lebensjahr

Schlafen in der Milch-B(r)eikost-Phase (6.–12. Monat)

Ab diesem Alter sind Kinder zumeist fähig, nachts durchzuschlafen, da sie nicht mehr auf nächtliche Mahlzeiten angewiesen sind. Gerade Stillkinder genießen allerdings die nächtliche Nähe zur Mutter und wachen vor allem am Anfang noch zu den gewohnten Stillzeiten auf. Um das Durchschlafen Ihres Kindes zu fördern, können Sie nun die nicht mehr zwingend notwendigen Stillmahlzeiten nachts vermindern, das heißt die Abstände zwischen ihnen vergrößern. Grundsätzlich kann es auch an der Zeit sein, abzustillen. Wichtig dabei ist, dass Sie wirklich den Entschluss dazu gefasst haben. Schwanken Sie in Ihrer Entscheidung, spürt Ihr Kind das.

Das Verzichten auf nächtliche Mahlzeiten hilft Ihrem Kind zusätzlich zu dem allabendlichen Zubettgehritual, den Tag vor der Nacht mit seinen unterschiedlichen Aktivitäten besser zu verinnerlichen. Im folgenden Merkkasten haben wir für Sie Tipps zusammengestellt, wie Sie Ihr Kind unterstützen können, auch ohne nächtliche Nahrungsaufnahme wieder in den Schlaf zurückzufinden:

Eltern

- Die letzten beiden Mahlzeiten vor dem Zubettgehen dürfen ruhig etwas näher beieinander liegen als die Mahlzeiten tagsüber. Somit ist Ihr Kind in der Lage, satt und zufrieden die Nacht durchzuschlafen.
- Zögern Sie die die nächtlichen Mahlzeiten nach und nach weiter hinaus. Sie können dann schließlich das Stillen bzw. Füttern in der Nacht ganz weglassen. Bedenken Sie: Ihr Kind muss sich erst an die neue Situation gewöhnen.
- In der Umstellungsphase kann es dennoch häufiger vorkommen, dass Ihr Kind nachts erwacht, da es an die nächtlichen Still- oder Fütterpausen gewöhnt ist. Wie bereits besprochen, sollten Sie nun Ihr Kind nicht aus seinem Bettchen herausnehmen und auch kein Licht bzw. größeres Aufsehen machen. Auch auf das Wickeln sollten Sie verzichten, wenn dies nicht unbedingt notwendig ist. All das würde Ihrem Kind evtl. das Ende der Nacht signalisieren und ihm das erneute Einschlafen erschweren.
- Achten Sie darauf, dass Sie Ihrem Kind seine eigenen Einschlafhilfen anbieten, wie das Kuscheltuch oder den Schnuller. Schaukeln und Umherfahren sind ungünstige Lösungen, denn Ziel ist es, Ihrem Kind zu ermöglichen, eigene Wege in den Schlaf zu finden.

Tipps zur Reduktion der nächtlichen Nahrungsaufnahme

Hat Ihr Kind gelernt, dass es nur mit der Flasche/an der Brust einschlafen kann und wacht beim Hinlegen immer wieder auf, dann sollten Sie diese Koppelung zwischen Schlafen und Nahrung aufweichen. Sie sollten Ihr Kind stillen bzw. ihm die Flasche geben, danach jedoch darauf achten, dass Ihr Kind wach ins Bett gelegt wird. So lernt es, auch ohne zu saugen, einzuschlafen.

Wach ins Bett bringen

Beobachtung und Unterstützung

Schlafen in der Familienkost-Übergangsphase (das 2. Lebensjahr)

In dieser Zeit gibt es neben den neuen Eindrücken, wie vielseitig Essen sein kann, dass man es selbst zu sich nehmen und mit am Familientisch sitzen kann, noch einige andere Neuerungen für Ihr Kind. Mit zu den größten Ereignissen in der Entwicklung zählt das Laufenlernen in dieser Zeit.

Durchschlafprobleme kommen in dieser Zeit häufiger vor. Hierfür gibt es verschiedene mögliche Erklärungen: Zum einen entwickeln Kinder nun verstärkt Verlassensängste. Dass Mama und Papa immer für es

Laufen: Neue Möglichkeiten – neue Unsicherheiten

da sind, wenn es sie wirklich braucht, muss ihm tagsüber immer wieder versichert werden. Zum anderen wagt Ihr Kind in dieser Zeit seine ersten Schritte. Dieser Umstand einer neu gewonnenen Unabhängigkeit befähigt es nun auch, sich selbst auf die Suche nach seinen Eltern zu machen. Wacht es nachts auf, wird es vermutlich nicht zuerst mit Schreien auf sich aufmerksam machen, sondern macht sich direkt selbst auf den Weg zu seinen Eltern.

5.4   Babymassage

Eltern

Eine Babymassage
- tut Mutter/Vater und Kind gut, es entspannt und fördert die Bindung zwischen Eltern und Kind. Sie wirkt sich auch auf die Eltern sehr entspannend aus und kann als Ruhehilfe nach einem anstrengenden Tag eingesetzt werden.
- hilft bei Bauchweh, Koliken und Verdauungsproblemen und
- führt zu besserem Schlaf.
- Ihr Baby lernt, sich selbst zu spüren und entwickelt ein Gefühl für seinen Körper.
- Der Stresspegel des Babys senkt sich.
- Die Babymassage hat auch eine erzieherische Funktion: Ihr Kind lernt feste Abläufe kennen und lernt durchzuhalten bzw. sich längere Zeit auf etwas zu konzentrieren.

5.4.1   Was Sie beachten sollten …

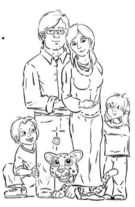

- Im Vordergrund stehen zärtliche, sanft ausgeführte Bewegungen.
- Ihr Baby sollte bei der Massage nicht müde oder hungrig sein. Eine Stunde vor dem Zubettgehen könnte ein geeigneter Zeitpunkt sein.
- Die Dauer können Sie individuell auf Ihr Kind zuschneiden. Solange es Freude an der Massage hat, kann massiert werden (etwa 10–20 Minuten). Die erste Massage kann etwas kürzer sein, damit Sie und Ihr Kind sich daran gewöhnen.
- Bei der Massage sollte Ihr Kind nackt sein, der Raum sollte deshalb angenehm warm sein.
- Vor der Massage sollten Sie Ihre Hände gut einölen und wärmen.

Unten stehende Beispiele sind in vielen Büchern in verschiedenen Formen dargestellt. Auch können Sie Anregungen zur Baby- und Kindermassage via Internet finden.

5.4.2 Der Ablauf

Einstieg	Setzen Sie sich bequem hin (evtl. Kissen im Rücken und unter den Knien) und legen Sie Ihr Kind nackt auf ein Tuch auf Ihre Beine. Schauen Sie Ihr Kind zunächst an und reden oder singen Sie ruhig mit ihm. So können Sie und Ihr Kind sich auf die Massage einstimmen.
Brust	Streichen Sie in der Körpermitte beginnend mit den Händen langsam nach beiden Seiten und kommen Sie zurück zur Brustmitte. Folgen Sie dabei dem Verlauf der Rippen.
Arme	Drehen Sie Ihr Kind auf die Seite und halten Sie es mit einer Hand am Handgelenk fest, so dass der Arm nach oben gerichtet ist. Die andere Hand umfasst die Schulter und streicht langsam den Arm entlang. Die Finger bilden dabei einen Ring. Wenn Sie Ihre andere Hand erreicht haben, greifen Sie um und wiederholen denselben Vorgang mit der anderen Hand.
Hände	Legen Sie Ihren Finger in die Handfläche Ihres Kindes und lösen Sie so den Greifreflex aus. Öffnen Sie nun sanft die Hand Ihres Kindes. Umfassen Sie mit Ihren Händen das Handgelenk Ihres Kindes und streichen Sie mit Ihrem Daumen die Handfläche entlang zu den Fingern. Die Finger werden immer wieder aufgefaltet und entlang gestrichen. Verweilen Sie besonders lange bei den Handgelenken, da diese sehr empfindsam sind.
Bauch	Legen Sie Ihr Kind nun wieder auf den Rücken. Massieren Sie den Bauch – beginnend bei der Brust und nach unten streichend. Stellen Sie sich vor, Sie wollten den Bauch leer streichen. Greifen Sie mit einer Hand die Fußgelenke Ihres Kindes und richten Sie sie nach oben, so dass sich der Unterleib Ihres Kindes entspannen kann.
Beine	Massieren Sie die Beine nach dem gleichen Prinzip wie die Arme. Ihr Kind kann dabei auf dem Rücken liegen. Wie bei den Armen werden auch bei den Beinen die Fußgelenke besonders aufmerksam massiert. Der Fuß wird genau wie die Hand mit beiden Händen am Gelenk umfasst und mit den Daumen über die Fußsohle Richtung Zehen ausgestrichen.
Rücken	Ihre Handflächen liegen auf dem Rücken Ihres Kindes und bewegen sich in entgegengesetzte Richtung quer über den Rücken. Die eine Hand wandert von Ihnen weg, die andere zu Ihnen hin. In dieser Bewegung verbleibend arbeiten Sie sich von links nach rechts vor, vom Oberkörper zum Po.

Sitzung 5

5.5 Kindermassage

Kindermassage

Die folgende Kindermassage, die in eine kleine Geschichte eingebettet ist, können Sie als Einschlafritual für Ihr Kind verwenden. Die einzelnen Elemente (z. B. Klopfen mit den Fingerspitzen auf den Rücken) können Sie von der Intensität her ganz individuell an die Vorlieben Ihres Kindes anpassen oder die Geschichte, vielleicht zusammen mit Ihrem Kind, phantasievoll abwandeln.

**»Von der kleinen Fee,
die nicht schlafen wollte«**

Der Tag ging zu Ende und alle wollten sich schlafen legen – die Sonne, die Wolken, die Tiere und die Feen. »Es ist Zeit, jetzt gehen wir ins Bettchen.«, sagte die Feenkönigin zu den anderen Feen und dem Wind, den Wolken und auch den Tieren. Und alle machten sich fertig, um ins Bett zu gehen. Die Feenkönigin schaute zu, wie die Sonne noch einmal die letzten Strahlen aussandte und der Wind noch einmal einen letzten Puster von sich gab *(über den Kopf und Rücken streicheln)*. Aber da war noch die kleine Feenprinzessin, die immer noch wach war und nicht ins Bett gegangen war. »Ich bin aber noch gar nicht müde!«, sagte die kleine Feenprinzessin, »Ich mag noch gar nicht schlafen gehen, ich mag noch zaubern.« Und um das auch zu beweisen, ließ sie ganz feinen Feenzauberstaub herabrieseln *(mit den Fingerspitzen leicht auf den Rücken klopfen)*. »Na so was!«, sagte da die Feenkönigin, »Es ist aber Zeit, schlafen zu gehen.« Und so wandte sie sich an den Wind und bat ihn um Hilfe. Der Wind konnte helfen und blies die kleine Feenprinzessin sanft *(sanft in die Haare und in den Nacken pusten)* in Richtung Bett. Aber die kleine Feenprinzessin wollte so gerne noch weiterzaubern und sie ließ noch mehr Feenzauberstaub fallen – jetzt waren es sogar schon richtige kleine Feensterne *(langsam fester mit den Fingerspitzen auf den Rücken klopfen; es sollte noch angenehm sein)*. Da holte die Feenkönigin noch die Wolken und den Regen zu Hilfe und so pustete der Wind, und der Regen ließ es tropfen *(die zweite Hand dazu nehmen)*. Und die kleine Feenprinzessin sah, dass es langsam wirklich dunkler wurde – außerdem hatten die Wolken und der Regen alles so düster gemacht, dass es jetzt nicht mehr soviel Spaß machte. Das Ganze hatte die kleine Feenprinzessin so müde gemacht, dass sie sich schließlich gerne vom Wind ins Bett tragen ließ. Der Regen merkte, dass sie nun doch ins Bett gehen wollte und wurde immer schwächer *(das Klopfen auf dem Rücken leichter werden lassen und schließlich ganz damit aufhören)*. Ganz sanft ließ sich die kleine Feenprinzessin auf das Bett sinken und kuschelte sich ein *(über die Bettdecke streifen oder die Bettdecke noch einmal andrücken)*. Da kam die Feenkönigin vorbei und streichelte ihr über den Kopf und sagte »Gute Nacht und schlaf gut« *(den Kopf streicheln)* und ging selbst schlafen.

(Anmerkung: gegebenenfalls eine männliche Version mit Prinz und König verwenden)

Die folgende Anleitung ist eine weitere Möglichkeit, das Einschlafritual körperbezogen und phantasievoll zu gestalten. So kann sich das Kind unter den wohligen Berührungen entspannen und vielleicht fallen Ihnen oder Ihrem Kind ja noch weitere Tiere ein?

5.5.1 Kindermassage mit Tieren

So tappt der Bär den Berg hinauf, so tappt er wieder runter. *(Das Kind liegt auf dem Bauch – mit der flachen Hand leicht auf den Rücken klopfen.)*

So hüpft der Frosch den Berg hinauf, so hüpft er wieder runter. *(Nun mit den Fingern auf den Rücken hüpfen.)*

So kriecht die Schnecke den Berg hinauf, so kriecht sie wieder runter. *(Nun mit einem Finger am Rücken kriechen.)*

So schleicht die Katze den Berg hinauf, so schleicht sie wieder runter. *(Nun mit dem Finger eine Schlangenlinie zeichnen.)*

So wuseln die Ameisen den Berg hinauf, so wuseln sie wieder runter. *(Nun mit den 10 Fingern den Rücken hoch- und runterkrabbeln)*

So stapft der Elefant behäbig den Berg hinauf, so stapft er wieder runter. *(Nun mit der Faust leicht auf den Rücken klopfen)*

So krabbelt die Spinne den Berg hinauf, so krabbelt sie wieder runter. *(Nun mit den Fingern einer Hand den Rücken rauf- und runterkrabbeln.)*

So hüpft der Floh den Berg hinauf, so hüpft er wieder runter. *(Nun mit einem Finger auf dem Rücken hüpfen.)*

Rückblende

Zum Abschluss der fünften Sitzung bekommen Sie einen kurzen Überblick über die Inhalte, von denen Sie heute erfahren haben. In der heutigen Sitzung haben Sie viele Informationen erhalten, bei denen Sie individuell für sich und Ihr Kind entscheiden müssen, inwieweit Sie diese umsetzen bzw. beherzigen wollen. Versuchen Sie herauszufinden, welche Art, Zuneigung zu zeigen, für Sie und Ihr Kind am besten passt.

- Geborgenheit
  - Geborgenheit richtig vermitteln
  - Kindliche Ängste
- Schritt für Schritt zum guten Schlaf
- Schlaf und Ernährung
- Babymassage
- Kindermassage

Hausaufgaben

Zum Abhaken

- ☐ 1. Nehmen Sie sich bitte Zeit, um die Sitzung durchzuarbeiten.
- ☐ 2. Bearbeiten Sie die Übung »Ideen zur Zuneigungsäußerung«.
- ☐ 3. Gehen Sie die Möglichkeiten zur Geborgenheitsvermittlung durch und suchen Sie sich zwei neue Punkte aus, die Sie zukünftig in Ihr Alltagsleben aufnehmen wollen.
- ☐ 4. Wiederholen Sie das Vorgehen »Schritt für Schritt zum guten Schlaf« und erarbeiten Sie einen eigenen Plan.
- ☐ 5. Probieren Sie die Baby- oder Kindermassage mit Ihrem Kind aus.
- ☐ 6. Führen Sie die Imaginationsübung »Wanderer« durch.
- ☐ 7. Lesen Sie Ihrem Kind jeden Tag eine Geschichte aus der Geschichtensammlung vor.
- ☐ 8. Bitte führen Sie das Schlaf- und Glücksprotokoll für Ihr Kind vollständig und korrekt weiter!

Sitzung 6: Abschlusssitzung

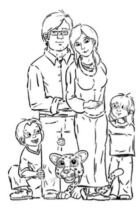

Nun sind wir bereits bei der letzten Sitzung unseres Elterntrainings angekommen. In den vergangenen Wochen haben Sie eine Fülle von Informationen sowie Tipps und Tricks an die Hand bekommen, wie Sie Ihr Kind dabei unterstützen können, seine Schlafschwierigkeiten zu überwinden. In dieser Zeit ist vermutlich viel in Gang gesetzt worden, was sich über die Zeit des Trainings hinaus weiterentwickeln wird. Wichtig ist deshalb, dass Sie dabeibleiben und die positiven Veränderungen, die während des Trainings begonnen haben, stabilisieren. In diesem Zusammenhang wollen wir auf die Verführung, nachzugeben, eingehen.

Um die nötige Kraft aufzuwenden, auch noch nach dem Training an den erlernten Verhaltensweisen festzuhalten, haben wir für Sie den Themenblock »Achtsamkeit und Gelassenheit« zusammengestellt.

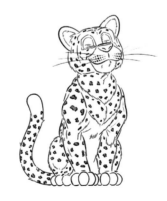

131

Sitzung 6 – Inhaltlicher Einstieg

6.1 Die Verführung, nachzugeben

Schwierige Situationen

Immer wieder treten im Familienalltag schwierige Situationen auf. Das können zum Beispiel Belastungen, Veränderungen oder Krankheit sein. Sie als Eltern fühlen sich dabei nicht jeden Tag gleich, sondern sind selbst Schwankungen in Ihrer Befindlichkeit unterworfen und werden dann auch Ihrem Kind gegenüber hin und wieder eher schwach werden. Um in diesen verführerischen Momenten die mühsam erlernten Regeln und Prinzipien nicht wieder über Bord zu werfen, sollten Sie Folgendes wissen:

Inkonsequenz führt zu altem Problemverhalten

Immer wieder nachgeben, bedeutet für Ihr Kind die Möglichkeit, alte Muster und Belohnungssysteme wieder zu aktivieren und auszutesten. Ihr Kind wird dies deshalb auch immer wieder versuchen. Sie sollten daher möglichst nur die Dinge mit Ihrem Kind vereinbaren, die Sie auch durchhalten können. Jeder Rückfall bedeutet eine Verfestigung des problematischen Verhaltens, denn Ihr Kind lernt, dass es nur lange genug z. B. an Ihrem Bett stehen oder betteln muss, um Sie umzustimmen. Sollten Sie dabei aber einmal inkonsequent werden und nachgeben, achten Sie darauf, in der folgenden Zeit umso konsequenter zu bleiben, um alte Muster nicht wieder entstehen zu lassen. Ziel ist, dass Ihr Kind irgendwann die alten Situations-Verhaltensketten verlernt und die neuen vollständig verinnerlicht hat. Bleiben Sie nach einem »Rückfall« nicht ausreichend lange konsequent, erreichen Sie, dass Ihr Kind lernt, dass es immer noch mit dem alten »Problemverhalten« bei Ihnen Erfolg hat und es sodann wieder und wieder versucht. So erreichen Sie, dass Ihr Kind das alte und mühsam bekämpfte Problemverhalten nun nochmals und immer besser verinnerlicht und erlernt.

Ausnahmesituationen

Typische Rückfallsituation ergeben sich z. B. bei Krankheit des Kindes oder eines anderen Familienmitgliedes. Um entsprechend umsichtig mit solch schwierigen Situationen umgehen zu können, ist es wichtig zu wissen, welche Fallen bei Ihnen lauern. Daher nun folgende Übung:

 Meine Krisensituationen, bei denen ich eher nachgeben würde:

1. _____

2. _____

3. _____

4. _____

Im Folgenden haben wir einige Tipps für Sie zusammengestellt, die Ihnen helfen können, der Verführung, nachzugeben, zu widerstehen:

Tipps zur Stärkung der Konsequenz

• Vereinbaren Sie mit Ihrem Partner, dass Sie immer zuerst Rücksprache mit ihm halten, bevor Sie einmal nachgeben.

- Wenn Sie Ihrem Kind einmal nachgeben wollen, geben Sie nicht sofort nach, sondern verschieben Sie das auf die zweite Nacht.
- Schreiben Sie einen Brief an sich selbst, in dem Sie sich an Ihre Motivation zur Konsequenz erinnern. Dieser Brief muss einmal gelesen werden, bevor Sie nachgeben dürfen.

Gerade in bzw. nach solchen Situationen ist es wichtig, zu verdeutlichen, dass es sich nun um eine Ausnahmesituation handelt. Teilen Sie Ihrem Kind dies z. B. durch Visualisierungen dieser Ausnahme mit:

Kennzeichnung von Ausnahmen

Eltern

»Solange das gelbe Kopfkissen im Bett liegt, darfst du bei uns schlafen«,
»Das ist ein Gutschein – der dauert zwei Nächte – dann ist er alle!«
»Solange der Kasper in der Ecke sitzt, ...«
»Solange das Schild mit dem Kind darauf an der Tür hängt, darfst du ...«

Durch solche Visualisierungen fällt es dem Kind leichter, wieder zurück in seinen alten und von Ihnen erarbeiteten Schlafrhythmus zu gehen. Bei diesem Vorgehen ist Konsequenz vor allem wichtig, wenn sich die Situation wieder normalisiert hat. Um an Erfolge, die vor der Krankheit sichtbar waren, anknüpfen zu können, kann es manchmal nötig sein, wieder von neuem mit einer Strategie zu starten, die vor der Krankheit zum Erfolg geführt hat.

Visualisierung

Sie können jedoch in diesen Fällen auch sehr gut mit Belohnungen arbeiten. So kann ein Kind, das normalerweise nur mit der Anwesenheit des Vaters einschlafen kann, sich eine Belohnung verdienen, wenn es sich dazu entscheidet, den Vater aus dem Zimmer zu schicken. Das Kind behält so subjektiv die Kontrolle und entscheidet selbst, dass es auch ohne Vater einschlafen kann. Besonders gut ist dies für Kinder, die gerne bestimmen wollen. Braucht es hingegen die Anwesenheit des Vaters im Zimmer, kann es leider keine Belohnung erhalten. In diesem Fall gilt – wie vorne beschrieben: Achten Sie auf eine angemessene und wirkungsvolle Belohnung!

Belohnungssystem

Wirken Sie also entgegen und bleiben Sie konsequent, auch wenn Sie einmal schwach wurden! Es lohnt sich!

Sitzung 6

133

6.2 Gelassenheit

Gelassenheit

Nach diesen vielen Vorschlägen aus Sitzung 5, wie Sie Ihrem Kind Geborgenheit und Nähe vermitteln können, wollen wir am Schluss dieser Behandlung Ihnen noch einen Weg zeigen, wie Sie mit sich selbst achtsam umgehen können. Nur Eltern, die sich selbst von Stress und Belastung frei machen können und achtsam mit sich umgehen, können auch Ihrem Kind die nötige Ruhe und Geborgenheit vermitteln. Da aber gerade dies im Alltag oft eine der schwersten Aufgaben ist, wollen wir Ihnen im Folgenden eine Übung an die Hand geben, die Ihnen helfen soll, Gelassenheit und Achtsamkeit in Ihren Alltag zu bringen.

Im Hier und Jetzt sein

Wenn wir uns das Bild eines gelassenen Menschen vor Augen führen, können wir meist einen Menschen sehen, der in sich selber ruht und ganz im Hier und Jetzt zu leben scheint. Dabei ist es wichtig, Gelassenheit nicht mit einer passiven Haltung zum Leben zu verwechseln. Passivität ist durch Abwarten, durch Nicht-aktiv-Sein gekennzeichnet. Gelassenheit benötigt jedoch viel innere Aktivität. Dazu gehören die Fähigkeiten, achtsam mit sich und den eigenen Bedürfnissen umzugehen, immer wieder zurückzutreten, um eingefahrene Situationen von einer klärenden Distanz zu sehen und auch über sich selbst lachen zu können – Gelassenheit als Mittelweg zwischen akzeptieren und ändern.

Die »graue Brille« abziehen

Tipp
Überprüfen Sie immer wieder selbst, ob Sie in ausweglos erscheinenden Situationen nicht einfach nur Ihre graue Brille aufhaben. Stellen Sie sich vor, dass dies der Fall ist. Das wäre toll, denn eine Brille mit negativer Tönung kann man einfach ablegen. Ziehen Sie diese also schnell ab und sehen Sie die Ereignisse durch Ihre gelbe Brille oder Ihre Lieblingsfarbe. Eine ganz andere Welt, oder?

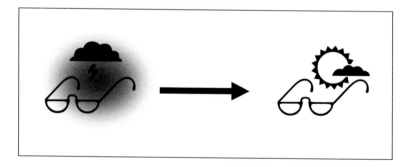

Um gelassener im Alltag sein zu können, sind bisweilen auch Sinnsprüche hilfreich. So kann eine Karte mit dem Spruch »Es ist, wie es ist« helfen, die momentane Situation weniger verkrampft zu nehmen. Solch ein Spruch kann in manchen Situationen sehr entlastend sein. Suchen

Sie doch in einem Geschäft nach einer Postkarte mit Ihrem persönlichen, zu Ihnen passenden Sinnesspruch. Welche Sprüche fallen Ihnen jetzt ein?

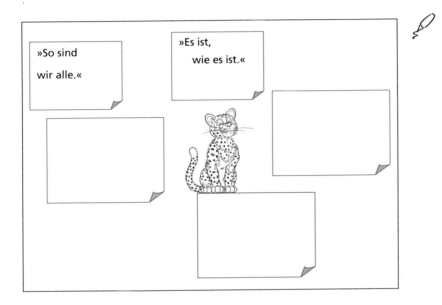

Tipp
Eine weitere Möglichkeit, gelassener mit Alltagsstresssituationen umzugehen, ist sich vorzustellen, dass die Welt morgen stehen bleiben würde. Welche Sorgen und Ängste, die Sie aktuell beschäftigen, sind dann noch wirklich wichtig?

6.3   Achtsamkeit

»Achtsamkeit bedeutet, auf eine bestimmte Art aufmerksam zu sein: Aufmerksam

        im jetzigen Moment

               und ohne Bewertung«

                    (Jon Kabat-Zinn)

Achtsamkeit

6.3.1   Aufmerksamkeit im jetzigen Moment

Gerade mit kleinen Kindern fällt es einem immer wieder sehr schwer, im Moment zu leben – gibt es doch so viel zu planen, zu organisieren etc. Oft ziehen negative Ereignisse automatisch die Aufmerksamkeit auf

Selbstbestimmtes Entscheiden und Handeln

Sitzung 6

135

Aufmerksamkeits-
fokussierung

sich. Wenn sich Ihre Aufmerksamkeit nur auf die schwierigen Eigenschaften Ihres Kindes, Ihres Partners oder auf die schlechten Ereignisse des Tages konzentriert, dann wird das Erleben in erster Linie von den negativen Seiten des Alltags bestimmt. Jedoch hilft es bisweilen deutlich gelassener mit den Anforderungen des Alltags umzugehen, wenn wir uns hier und jetzt, im aktuellen Moment unserer negativen UND positiven Gedanken, Gefühle und Körperempfindungen bewusst werden. Dann ist es möglich, frei zu entscheiden, wie wir damit umgehen wollen. Die Gedanken, Gefühle und Empfindungen laufen nicht automatisch ab, was zu Anspannungen führen kann, sondern werden bewusst wahrgenommen und gesteuert. Dazu ist es nötig, dass wir uns bewusst werden, wo unsere Aufmerksamkeit ist. Denn jedes Erleben ist Aufmerksamkeitsfokussierung!

6.3.2　Aufmerksamkeit ohne Bewertung

Aufmerksamkeit
ohne Bewertung

Wir haben eine automatische Tendenz, jede unserer Erfahrungen und all unser Erleben sofort zu bewerten und zu vergleichen (diese Nacht ist unser Kind schneller eingeschlafen als die letzte Nacht, aber viel *schlechter* als vor ein paar Wochen). Es fällt uns sehr schwer, Erlebnisse einfach nur wahrzunehmen. Um frei entscheiden zu können, wie wir mit einer bestimmten Erfahrung umgehen wollen, ist es wichtig, Gedanken, Gefühle und Körperempfindungen einfach wahrnehmen zu können, so wie sie sind, ohne zu bewerten.

6.3.3　Achtsamkeit auf Erfahrungen des täglichen Lebens

Achtsamkeit bei
Routinetätigkeiten

Um achtsam und auch gelassen zu leben, ist es hilfreich, Routinetätigkeiten und Erfahrungen des täglichen Lebens *bewusst* und *ohne Bewertung* zu erleben.

Routinetätigkeiten

Achtsamkeit
im Alltag

Viele Handgriffe im täglichen Leben erledigen wir wieder und wieder. Jeden Morgen putzen wir unsere Zähne – wo genau sind dabei unsere Gedanken? Freuen wir uns schon auf das Frühstück oder gehen wir im Kopf schon die einzelnen Termine des Tages durch? Wann haben wir das letzte Mal einfach nur Zähne geputzt?

Achtsamkeit auf das Kind

Achtsamkeit im
Umgang mit dem
Kind

Wann haben Sie sich das letzte Mal bewusst Zeit für die Gute-Nacht-Geschichte und die damit verbundenen Bemerkungen oder Gesten und Gesichtsausdrücke Ihres Kindes genommen? Versuchen Sie in den

136

kommenden Wochen, Ihrem Kind gezielt Achtsamkeit zu schenken und es zu beobachten, ohne zu werten. Was tut es? Wie orientiert es sich? Wie reagiert es auf Reize oder auf Stimmen? Vor allem bei ganz kleinen Kindern ist der Anspruch an unsere Auffassungsgabe und an unsere Beobachterqualitäten höher – Gesten und Mimik sind entscheidend, da sich das Kind entweder gar nicht oder noch nicht so gut ausdrücken kann.

Begegnungen mit Menschen

Wie achtsam sind wir im Umgang mit anderen Menschen? Wie oft ertappen wir uns, dass wir während eines Gesprächs schon beim nächsten Termin oder bei der nächsten Aufgabe sind? Hören wir aufmerksam zu, was uns der andere, bspw. der Partner oder das Kind, zu sagen hat? Bemerken wir kleine Veränderungen bei Menschen, mit denen wir oft zusammen sind, wie eine neue Brille, eine neue Frisur oder ein neues Kleidungsstück und, darüber hinaus, sagen wir es auch?

Achtsamkeit im Gespräch

Überlegen Sie bitte nun, welche Situationen Sie in den nächsten Tagen und Wochen für sich wahrnehmen wollen, um mit diesen achtsamer umzugehen. Dies bedeutet: Wenn Sie stillen, dann stillen Sie. Wenn Sie wickeln, dann wickeln Sie. Wenn Sie Tee trinken, dann trinken Sie Tee – nichts sonst.

Bei folgenden Situationen möchte ich achtsamer sein:

1. _____

2. _____

3. _____

4. _____

Bisweilen sind Kinder sehr gute Lehrer für Achtsamkeit, da sie meist im Augenblick leben – im Hier und Jetzt – und sich keine Gedanken über das Drumherum machen. Welche Eigenschaften könnten Sie bezüglich der Achtsamkeit von Ihrem Kind lernen? Denken Sie einen Moment darüber nach und/oder tauschen Sie sich mit Ihrem Partner darüber aus.

Eine Übung zur Achtsamkeit stellt folgende Atemübung dar:

6.3.4 Achtsamkeit auf den Atem

Nehmen Sie Ihren Atem einfach wahr, beobachten Sie Ihren Atem und spüren Sie, wie er sich anfühlt. Mit etwas Übung können Sie diese Übung auch im Zug, im Bus, auf einer Parkbank oder im Kino machen.

Sitzung 6

Und so geht's:

Übung zur
Atmungs-
fokussierung

1. Suchen Sie sich eine bequeme Position. Es ist gut, den Rücken nicht an die Rückenlehne zu stützen, um so eine aufrechte Haltung einzunehmen. Wenn es für Sie jedoch bequemer ist, nehmen Sie sich den Halt der Lehne.

2. Stellen Sie die Füße flach auf den Boden und kreuzen Sie Ihre Beine nicht. Wenn es für Sie angenehm ist, schließen Sie Ihre Augen und richten Sie Ihre Aufmerksamkeit auf alles, was Sie körperlich spüren.

3. Achten Sie jetzt auf Ihre Körperempfindungen im Unterbauch, während Ihr Atem ein- und ausströmt. Dazu kann es hilfreich sein, Ihre Hand auf den Bauch zu legen, um so die Veränderungen des Körpers spüren zu können.

4. Es ist nicht notwendig, die Atmung zu kontrollieren. Lassen Sie Ihren Atem einfach fließen, lassen Sie ihn einfach zu, seien Sie offen für Ihre Erfahrungen!

5. Sie werden merken, dass Ihre Aufmerksamkeit immer wieder vom Atem wegwandert – zu Gedanken, Plänen, Träumen oder Ängsten. Das ist ganz normal. Wenn Sie bemerken, dass Ihre Achtsamkeit nicht mehr auf dem Atem liegt, gratulieren Sie sich, denn Sie sind jetzt wieder bei Ihren Atemerfahrungen angelangt. Vielleicht halten Sie kurz fest, wohin Ihre Gedanken geflogen sind: »Ah, da habe ich an den Termin morgen gedacht«, und dann kehren Sie mit Ihrer Aufmerksamkeit wieder auf das Ein- und Ausströmen Ihres Atems zurück.

6.4 Schlafregeln-Checkliste

Eltern

Überprüfen Sie nochmals, welche Erziehungsregeln für einen gesunden Schlaf Sie bereits umsetzen und um welche sie sich noch kümmern sollten. Ziehen Sie die Auflistung aus der ersten Sitzung zum Vergleich heran!

Allgemeine Erziehungsregeln für einen stabilen Tages- und Schlafrhythmus!	☺ Machen wir schon	! Sollten wir noch machen
Ihr Kind sollte jeden Tag (auch am Wochenende) regelmäßige Aufsteh-, Tagesschlaf- und Zubettgehzeiten einhalten (maximale Abweichung 60 min)! Regelmäßigkeit (nicht nur in Bezug auf die Schlafzeiten, sondern auch Essens- bzw. Stillzeiten) stellt eine notwendige Voraussetzung dafür dar, dass sich die verschiedenen biologischen Rhythmen des Körpers Ihres Kindes aufeinander abstimmen können. Die Einhaltung einer regelmäßigen Aufstehzeit ist dabei am wichtigsten, denn die Aufstehzeit ist für unsere biologischen Rhythmen der »Ankerpunkt«.	☐	☐
Das Bett Ihres Kindes sollte NUR für das Schlafen reserviert sein! Das verhindert, dass das Bett mit anderen – schlafstörenden – Gedanken und Aktivitäten in Verbindung gebracht wird (z. B. Spielen).	☐	☐
Gebrauchen Sie NIEMALS das Bett bzw. das Ins-Bett-Schicken als Strafmaßnahme! Damit erreichen Sie lediglich, dass Ihr Kind das Bett und Im-Bett-Sein mit etwas Negativem verknüpft!	☐	☐
Gestalten Sie die Schlafumgebung Ihres Kindes angenehm und schlaffördernd (Temperatur, Licht, Geräusche)! Wenn man sich vorstellt, wie ruhig und abgedunkelt ein Neugeborenes die letzten Monate im Mutterleib verbracht hat, wird klar, dass man es erst langsam und behutsam an die neue Umgebung gewöhnen muss. Machen Sie abends im Zimmer Ihres Kindes kein helles Licht und beseitigen Sie möglichst alle Lärmquellen! Im Kindergartenalter haben Kinder oft Angst vor der Dunkelheit oder vor Monstern, die sich im Zimmer versteckt halten können. Hier könnte ein Nachtlicht Abhilfe schaffen, das den Raum noch ausreichend abdunkelt.	☐	☐
Fördern Sie bewegungsreiches Spiel und körperliche Bewegung Ihres Kindes am Tage! Bedenken Sie, dass nicht nur der Schlaf den folgenden Tag bestimmt, sondern auch der Tag die Nacht: Ein aktiv gestaltetes Wachleben Ihres Kindes mit ausreichend körperlicher Bewegung, geistig anregendem und kreativem Spielen tragen zu einem erholsamen Schlaf bei. Allerdings nicht direkt vor dem Schlafen!	☐	☐
Rauchen Sie möglichst nicht in Ihrer Wohnung! In wissenschaftlichen Studien wurde festgestellt, dass Kinder, deren Eltern in den Wohnräumen rauchen, ein erhöhtes Risiko für Schlafstörungen haben. Rauchen in der Wohnung ist somit tabu!	☐	☐

Sitzung 6

139

Allgemeine Erziehungsregeln für einen stabilen Tages- und Schlafrhythmus!	☺ Machen wir schon	! Sollten wir noch machen
Sorgen Sie dafür, dass das Elternbett seinen Charakter eines exklusiven Zufluchtsorts behält und Ihr Kind auf sein eigenes Bett stolz ist! Das Elternbett sollte nur in Ausnahmesituationen (z. B. Krankheit des Kindes) ein Zufluchtsort sein. Das Kinderzimmer soll für Ihr Kind die Funktion des eigenen Schutzraums haben und behalten. Ihr Kind sollte auf sein eigenes Bett stolz sein. Überlegen Sie, wie Sie dazu noch beitragen können (siehe auch Gestaltung des Schlafplatzes).	☐	☐
Achten Sie auf Konsequenz in Ihrem Handeln! Tagesstruktur und Schlafrhythmus müssen manchmal flexibel an Ereignisse und Umgebungsveränderungen angepasst werden, z. B. kann es durchaus praktisch und sinnvoll sein, Ihr Kind an einem andern Ort (z. B. bei den Großeltern) schlafen zu lassen. Solange dies die Ausnahme und nicht die Regel ist, wird Ihr Kind lernen, auch mit kleineren Veränderungen von Gewohnheiten umzugehen.	☐	☐
Achten Sie auf genügend Ruhephasen am Tag! Damit Ihr Kind den Unterschied zwischen Tag und Nacht erlernt, kann es sinnvoll sein, die Gesamtlänge des Tagesschlafes einzuschränken. Allerdings sollten Sie Ihr wirklich müdes Kleines nicht vom Schlafen abhalten! Ein überreiztes Kind hat Schwierigkeiten, am Abend in den Schlaf zu finden.	☐	☐
Achten Sie auf die Bedürfnisse Ihres Kindes! Auf plötzliche Veränderungen des Schlafes Ihres Kindes sollten Sie stets reagieren. Außergewöhnliche Situationen, wie Krankheit oder die ersten Zähne, bedürfen einer flexiblen Handhabung des Schlafrhythmus. Ein krankes Kind braucht besonders viel Nähe, Geborgenheit und Pflege. Sobald Ihr Kind aber wieder gesund ist, sollten Sie konsequent zu den alten Schlafgewohnheiten zurückkehren.	☐	☐

Erziehungsregeln für die Einschlafsituation	☺ Machen wir schon	! Sollten wir noch machen
Etablieren eines regelmäßigen Zubettgehrituals! Eine Reihe regelmäßiger, stets in gleicher Abfolge durchgeführter Handlungen (z. B. Licht löschen, Umziehen für die Nacht (auch bei Babys), Zähne putzen, Schmusen, Geschichte) hilft dabei, den Körper bereits im Vorfeld auf die Schlafenszeit einzustimmen. Dieser regelmäßige Rhythmus gibt Ihrem Kind zu verstehen, dass es bald Zeit ist, einzuschlafen. Zudem lassen sich Kinder sehr gut durch Vertrautes beruhigen. Das Ritual sollte nicht länger als 30 min dauern.	☐	☐
Ihr Kind sollte bei Müdigkeit abends umgehend ins eigene Bett gebracht werden! Das kurze Eindösen an nicht für den Nachtschlaf Ihres Kindes vorgesehenen Orten (Elternbett, Stubenwagen, Fernseher etc.) sollte vermieden werden. Bringen Sie Ihr Kind zwar schläfrig, aber noch wach ins Bett.	☐	☐
Wenn Ihr Kind schon feste Mahlzeiten bekommt, ist es wichtig, dass es kurz vor dem Zubettbringen nur leichte Lebensmittel zu sich nimmt! Ein kleiner Snack vor dem Zubettbringen (z. B. Milch mit Honig, eine Banane o. Ä) kann im Sinne des Rituals hilfreich sein. Zwischen der letzten Mahlzeit und dem Zubettbringen sollte in etwa eine Stunde liegen. Mit vollem Bauch bzw. einer vollen Blase schläft keiner gut.	☐	☐
60 min vor dem Zubettgehen sollte Ihr Kind nur ruhigen Aktivitäten nachgehen! Tagsüber ist Ihr Kind aktiv. Durch ruhige Beschäftigungen stellt sich Ihr Kind auf Ruhe, Regeneration und Erholung ein und kann sich so auf Müdigkeit und Schlaf vorbereiten.	☐	☐
Ihr Kind sollte abends keine aufregenden Stücke (MC, CD) anhören und nicht konzentriert spielen! Diese Aktivitäten wirken reizüberflutend. Das Gedächtnis und Gehirn Ihres Kindes laufen auf Hochtouren und sind überlastet. Dies macht wach und verhindert das Einschlafen.	☐	☐
Bringen Sie Ihr Kind möglichst abwechselnd ins Bett! Dies vermeidet zum einen, dass das Schlafengehen an eine bestimmte Person gekoppelt ist und fördert die Autonomie Ihres Kindes bzgl. des Einschlafverhaltens. Zudem erfährt Ihr Kind dadurch von Ihnen beiden Zuwendung, die nicht später durch wiederholtes Aufstehen und Quengeln »nachgebessert« werden muss.	☐	☐

Sitzung 6

141

Erziehungsregeln für das Durchschlafen	☺ Machen wir schon	! Sollten wir noch machen
Machen Sie kein Licht an, wenn Sie Ihr Kind nachts trösten oder wenn es wach wird und aufsteht sowie beim Wickeln und Stillen! Licht wirkt wie ein Wachmacher und beeinflusst die innere Uhr. Licht gekoppelt mit Ihrer Zuwendung wird dann außerdem von Ihrem Kind eher als Belohnung, und Dunkelheit eher als Notsituation wahrgenommen.	☐	☐
Wenn Ihr Kind nachts aufwacht, sollten Sie ihm nichts zu essen geben! Regelmäßiges Essen in der Nacht führt innerhalb kurzer Zeit dazu, dass der Körper von selbst nachts wach wird, weil er erwartet, »gefüttert« zu werden. Erhält Ihr Kind nach dem Alter von 6 Monaten nachts noch Milchmahlzeiten, sollten Sie die Zeitabstände zwischen den Milchmahlzeiten vergrößern, bis diese schließlich nicht mehr notwendig sind.	☐	☐
Lassen Sie nachts nicht das Fläschchen bei Ihrem Baby im Bett! Dies ist keine gute Selbstberuhigungshilfe für Ihr Kind, da das Nuckeln am Fläschchen Ohreninfektionen und Karies verursachen kann.	☐	☐
Geben Sie Ihrem Kind die Chance, selbst Selbstberuhigungsstrategien zu erlernen! Wenn Sie Ihr Kind gerade ins Bett gelegt haben, eilen Sie nicht beim geringsten Geräusch wieder zu ihm. Lassen Sie einige Minuten verstreichen, vielleicht kann es sich bereits von alleine beruhigen. Wichtig ist hierbei, dass Sie Ihrem Kind vermitteln, dass Sie jederzeit für es da sind, wenn es Sie *wirklich* braucht.	☐	☐

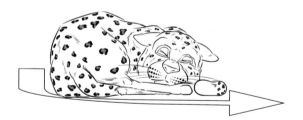

6.5 Was können Sie wegpacken?

Sie haben im Laufe des Trainings viel über Verhaltensweisen gelernt. Entscheiden Sie jetzt, welche Verhaltensweisen Sie zukünftig »in die unterste Schublade« packen wollen. Bestimmt haben Sie einige Verhaltensweisen oder Gedankengänge an sich entdeckt, die dem Ziel – einem besseren Schlaf – im Weg stehen.

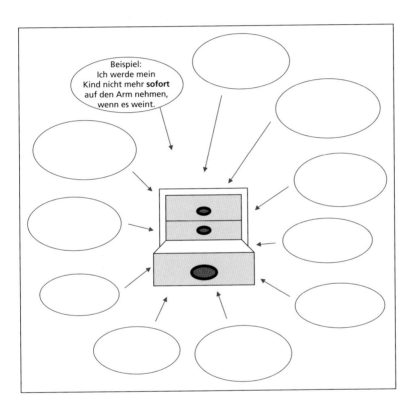

6.6 Was nehmen Sie mit: Ihr »Schlaf-Rat«

Überlegen Sie, welche im Training vermittelten Strategien Sie künftig in Ihr Verhaltensrepertoire übernehmen möchten. Tragen Sie in das Schaubild zu den jeweiligen Einflussfaktoren mögliche gelernte Strategien ein, die Ihnen in Zukunft helfen, mit schwierigen Situationen besser umzugehen. Ihren persönlichen »Schlaf-Rat« können Sie sich später zur Hand nehmen und nachschauen, welche Strategien in welcher Situation hilfreich sind.

Erlernte Strategien

Sitzung 6

143

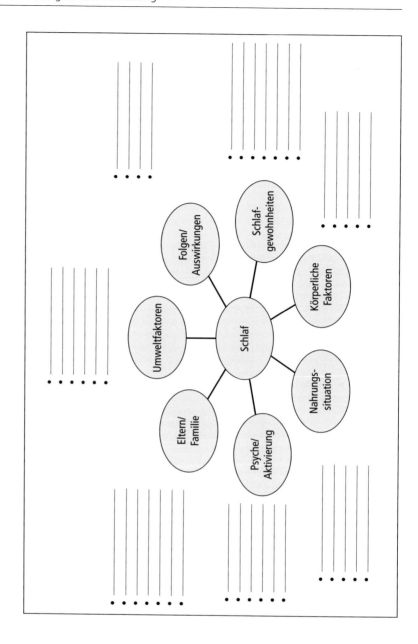

Rückblende

Zum Abschluss der letzten Sitzung erhalten Sie einen kurzen Überblick über die Inhalte, von denen Sie heute erfahren haben. Die heutige Sitzung beinhaltet die Wiederholung wesentlicher Elemente des Trainings und Ihrer Fragen. Wir wünschen Ihnen viel Spaß und Erfolg beim Weiterarbeiten.

- Gelassenheit und Achtsamkeit
- Wiederholung der Erziehungsregeln für gesunden Schlaf
- Was packe ich weg?
- Was nehme ich mit?

Schlussworte

In den letzten Wochen haben Sie viel darüber gelernt, wie Kinder schlafen, wie Schlafprobleme entstehen können und wie Sie als Eltern damit umgehen können. Dazu haben Sie viele Strategien und Tipps an die Hand bekommen, wie Sie Ihrem Kind zum besseren Schlaf verhelfen können und für sich selbst gegen Anspannung und Stress arbeiten. Natürlich ist jedes Kind anders und jede Familiensituation verschieden. Gerade deshalb sind Sie als Eltern gefragt, kreativ individuelle Lösungsmöglichkeiten zu finden. Lassen Sie sich nicht entmutigen, wenn eine Strategie bei Ihrem Kind nicht so gut ankommt oder nicht akzeptiert wird. Versuchen Sie stattdessen herauszufinden, welche Strategie für Ihr Kind wirksam ist. Auch wenn das Training mit dieser letzten Sitzung beendet ist, liegt es nun an Ihnen, weitere Veränderungen hervorzurufen und zu stabilisieren. Seien Sie dabei kreativ und aktiv und geben Sie nicht auf. Es lohnt sich!

Wir wünschen Ihnen viel Spaß und Erfolg beim Weiterarbeiten!!!

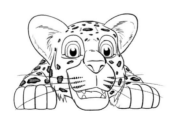

145

Hausaufgaben

Zum Abhaken

☐ 1. Probieren Sie die Übung »Achtsamkeit auf den Atem« aus, um sich selbst von Stress und Belastungen frei zu machen.

☐ 2. Gehen Sie gegebenenfalls noch einmal die Übungen »Was packe ich weg« und »Was nehme ich mit« durch und werfen Sie ab und zu einen Blick darauf, wenn es wieder schwierig wird.

☐ 3. Arbeiten Sie bei Bedarf weiter mit den Imaginationsübungen.

☐ 4. Bitte arbeiten Sie hier im Arbeitsheft die Seiten zur dieser Sitzung sorgfältig durch.

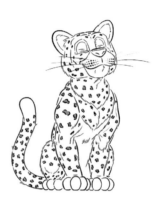

Viel Erfolg beim Weiterarbeiten!

Stichwortverzeichnis

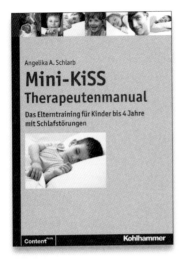

Angelika A. Schlarb

Mini-KiSS –
Therapeutenmanual

Das Elterntraining für Kinder bis 4 Jahre mit Schlafstörungen

2013. 176 Seiten. Inkl. ContentPLUS. Kart.
€ 39,90
ISBN 978-3-17-021340-1
E-Book-Version (PDF): € 38,99
ISBN 978-3-17-023829-9

Das nur sechs Sitzungen umfassende Therapiekonzept Mini-KiSS ist gut im Alltag anwendbar und stellt die typischen Probleme beim kindlichen Ein- und Durchschlafen dar. Die Therapeuten erhalten umfassende Kenntnisse über die professionelle Vorgehensweise ebenso wie umfangreiches Hintergrundwissen. So werden günstige Erziehungsstrategien bezüglich des Schlafens benannt, kreative Ideen für schwierige Schlafsituationen, Entspannungsmöglichkeiten, Schlafhygieneempfehlungen und „Therapeutische Fallen" beschrieben. Den Eltern werden vielfältige Hilfestellungen durch kreative Problemlösestrategien sowie eine neue Perspektive und Handlungskompetenz vermittelt. ContentPLUS enthält die Gruppenregeln, Gute-Nacht-Geschichten mit verschiedenen Fingerspiel- und Entspannungsmöglichkeiten, Schlaf- und Glückstagebuch, die Abbildungen des Manuals sowie die Imaginationsübungen als Hörfassung.

Prof. Dr. rer. nat. Angelika A. Schlarb, Dipl.-Psych., Université du Luxembourg. Zuvor wissenschaftliche Mitarbeiterin an der Abteilung für Klinische und Entwicklungspsychologie des Fachbereichs Psychologie der Universität Tübingen, Leitung der dortigen Ambulanz für Kinder und Jugendliche sowie für Schlafstörungen; federführende Entwicklung des o. g. Programms.

 Bücher mit dem Logo ContentPLUS enthalten einen individuellen Code, mit dem Sie Zugang zu umfangreichem Zusatzmaterial auf unserer Homepage erhalten!

Leseproben und weitere Informationen unter www.kohlhammer.de

W. Kohlhammer GmbH · 70549 Stuttgart
Fax 0711/7863 - 8430 · vertrieb@kohlhammer.de

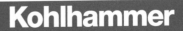

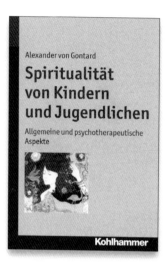

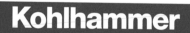